用好本草
疾病不扰
家用本草养生智慧

封一平◎编著

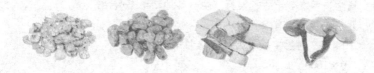

科学技术文献出版社
SCIENTIFIC AND TECHNICAL DOCUMENTATION PRESS

·北京·

图书在版编目 （CIP） 数据

用好本草 疾病不扰：家用本草养生智慧 /封一平编著 . —北京：科学技术文献出版社，2014.2

ISBN 978 - 7 - 5023 - 8533 - 0

Ⅰ. ①用… Ⅱ. ①封… Ⅲ. ①中国医药学 Ⅳ. ①R2

中国版本图书馆 CIP 数据核字 （2013） 第 305726 号

用好本草 疾病不扰： 家用本草养生智慧

策划编辑：马永红 责任编辑：杨 柳 责任校对：张吲哚 责任出版：张志平

出 版 者	科学技术文献出版社
地 址	北京市复兴路 15 号 邮编 100038
编 务 部	（010）58882938，58882087 （传真）
发 行 部	（010）58882868，58882874 （传真）
邮 购 部	（010）58882873
官方网址	http：//www. stdp. com. cn
发 行 者	科学技术文献出版社发行 全国各地新华书店经销
印 刷 者	北京建泰印刷有限公司
版 次	2014 年 2 月第 1 版 2014 年 2 月第 1 次印刷
开 本	710×1000 1/16
字 数	300 千
印 张	19.5
书 号	ISBN 978 - 7 - 5023 - 8533 - 0
定 价	29.80 元

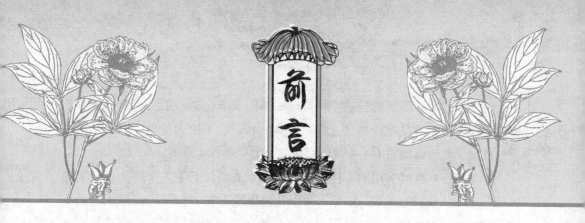

前言

　　在人类漫长的发展历史中，健康及长寿是人们一贯追求和向往的美好愿望，故此，养生保健文化才得到了持续不断的丰富与发展，养生的理念遍布全世界。中药养生荟萃了我国人民经年积累的多种防病健身的方法，综合了儒、道、佛与诸子百家的精华，堪称我国之瑰宝。

　　中药在古代称为"本草"，因为中药的主要来源是植物。最早系统记载中药知识的《神农本草经》，成书于中国汉朝时期，收药365种，分为上、中、下三品。之后，随着时代的发展，到明朝时，李时珍遍尝百草，以自己的身体作赌注，一次次地试验各种草药的功用。在他所撰写的《本草纲目》中，已收集中药达1829种。

　　中医认为，健康的身体应是平衡协调的有机体，人之所以长寿，全依赖于阴阳气血平衡。《黄帝内经·素问·生气通天论》中说："阴平阳秘，精神乃治。阴阳离决，精气乃绝。"这里的"平"与"秘"均指平衡，以阴阳为纲，指出平衡是身心健康的根本。而运用中药养生，其基本点就在于调整阴阳的偏盛或偏衰，使其恢复动态平衡状态，以达到强身保健、延年益寿的目的。尤其对于老年人和体弱多病之人来说，他们的体质多属"虚"，故非常适合采用中药来补益身体。

　　时至今日，关于中药治病、药膳养生的专著数不胜数，很多常见药材也"深得民心"。生活中，家中的长者多少都会掌握一些治病疗疾的偏方，识得一些中草药，懂得随季节变化用草药调剂饮食预防疾病。一碗粥、一勺汤、一道菜，只要加入适当的药材，就成了滋补身体的药膳。可以说，中药一直在我们身边——厨房、案头、饮料、菜肴里……

　　本书在深入研究《本草纲目》的基础上，从书中所述的传统中药中精心挑选了100种最常见、最有效的良药。从它们的来历、传说到药理、药效、功用、服用方法、使用宜忌、选购存储、家用药膳等方面都做了详细的介绍，并针对不同人群、不同体质、不同症状、不同季节，给出了相应的中药食疗养生对策。不论你是哪种体质，患有哪些症状，也不论你是食疗养生，还是治疗疾病，相信都能在本书中找到适合自己的中药养生方案。

本书是一本特别实用的养生书，可谓开卷有益：老年人可以让自己掌握保健养生与抗衰老的秘诀；中年人可以让健康驰骋在"打拼"的路上；而年轻人则可以因为健康而快乐，因益智而聪颖。正因为这样，与其说这是一本书，不如说这是送给大家的一份礼物——黑黑白白的文字间透出了药香和希望，为您全家人的身体健康保驾护航。

需要说明的是，中药要根据不同的体质状况，不同的配伍，甚至不同的加工方法使其在治疗上做不同的使用，这也是中医辨证论治的精妙之处。举例来说，阳虚体质的人因为体内的阳气不足，所以常出现一系列怕冷的症状，这时就需要采用一些补阳类本草。同理，阴虚者应滋阴，血虚者宜养血，血瘀者需活血化瘀，等等。我们在进补时一定要分清脏腑、气血、阴阳、寒热、虚实，辨证进补，才能取得益寿延年的效果，而不会出现偏颇。

此外，任何益寿延年的方法，都不是一朝一夕就能见效。中药养生保健也不例外，不可能指望在较短时期内依靠药物达到养生益寿的目的。因此，用药应缓慢得到功效，要有一个渐变过程，不宜急于求成。如果不明白这个道理，则欲速不达，不但无益，而且有害。这是药物养生中应用的原则，也是千百年来历代养生家的经验之谈，应该予以足够的重视。

但愿每位读者都能受益于书中的养生智慧，让原本有些枯燥或盲目的滋补变得有趣起来，让家庭生活和家庭餐桌更加丰富多彩，让健康、美丽和长寿不再是遥不可及的梦想！

编　者

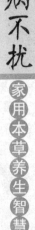

用好本草　疾病不扰

家用本草养生智慧

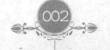

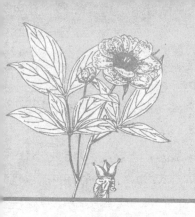
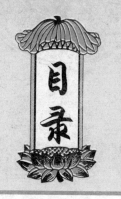
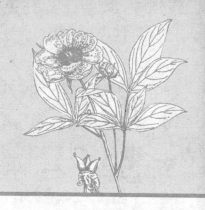

目录

第一章　中药里的养生密码

第二章　补中益气药

用好本草　疾病不扰

家用本草养生智慧

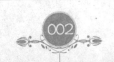

目录

第八章　止咳化痰药

第九章　活血化瘀药

用好本草 疾病不扰

家用本草养生智慧

第十章　清热解毒药

第十一章　理气调中药

第十二章　解表祛湿药

目录

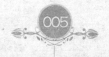

用好本草 疾病不扰

家用本草养生智慧

中药是在传统中医理论指导下，根据辨证施治的原则而应用于临床使用的药物。它们有的长在田埂、有的隐身山林、有的畅游水中、有的展翅高空，但都恒守其本性，在挽救人类生命的历程中，演绎了一个又一个传奇。运用传统中药保健，历史悠久。几千年来，历代医家和养生家们不仅发掘了各种药材的保健特性，而且列出不少行之有效的延年益寿药方。事实上，只要你留心生活，身边的一草一木都可能成为养生的保健灵丹妙药。

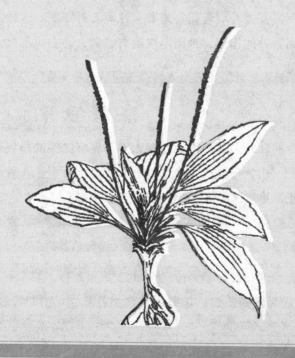

第一章

中药里的养生密码

进补如用兵，乱补会伤身

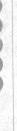

用好本草 疾病不扰

家用本草养生智慧

很多人做事总是急功近利，这个态度如果放在养生上，往往会产生很恶劣的后果。例如，一些人听说食补好处多，于是狂吃膏粱厚味、肥腻荤腥，或者买一大堆保健品，恨不得一下子就把身体补好。殊不知，极端的进补方式都是不科学的，不仅对身体没好处，还会伤害身体。所以说，重补不会补，等于没事吃毒药。民间谚语也说"进补如用兵，乱补会伤身"，进补就和用兵一样，要用得巧、用得准，才能击溃敌人，否则就是给对方可乘之机。下面我们就来谈谈进补的几个误区。

胡乱进补

并不是每个人都需要进补，所以在决定进补之前我们应该先了解一下自己属于何种体质，到底需不需要进补。若需要进补，究竟要补哪里。这样才能做到有的放矢，真正起到进补的作用，否则不仅浪费钱财，还会扰乱机体原有的平衡状态而导致疾病。

补药越贵越好

有人认为，越贵的东西就越好，补身体就喜欢人参、鹿茸之类的昂贵药材，却不把日常多见的山药、山楂等廉价的东西放在眼里。实际上，每种药物都有一定的对象和适应证，并非越贵越好，实用有效才是好的。

进补多多益善

关于进补，"多吃补药，有病治病，无病强身"的观点很流行，其实不管多好的补药服用过量都会成为毒药，如过量服用参茸类补品，可引起腹胀、不思饮食等症状。

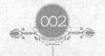

带病进补

有人认为在患病的时候要加大进补力度，但实际上在患有感冒、发热、咳嗽等外感病症及急性病发作期时，要暂缓进补；否则，病情迟迟得不到改善，甚至有恶化的危险。

以药代食

对于营养不足而致虚损的人来说，不能完全以补药代替食物，应追根溯源，增加营养，平衡膳食与进补适当相结合，才能恢复健康。

盲目忌口

吃滋补药时，一般会有一些食物禁忌。但是，有的人在服用补药期间，因为怕犯忌，只吃白饭青菜，严格忌口，其实这是完全没必要的。

养生不能只"补"不"泻"

"补"、"泻"是针对虚实病情起不同作用的两种药性，能够改善虚实病情，减轻或消除虚实证症状的药性作用，就以补泻概之。疾病的过程，尽管是千变万化的，但简而言之，都是邪正斗争的反应。虽然疾病的症状表现非常复杂，但都可用"虚"和"实"加以概括。一般虚证用补性的药物，实证用泻性的药物。

对于药物的补泻性能，早在《黄帝内经》就已经有许多论述。如《黄帝内经·素问·阴阳应象大论》中有"形不足者，温之以气；精不足者，补之以味。……其实者，散而泻之。……血实宜决之，气虚宜掣引之"等论述。在《黄帝内经·素问·脏气法时论》中，更对五脏之苦欲，提出了用五味补泻的治疗法则。"肝欲散，急食辛以散之，用辛补之，酸泻之。……心欲软，急食咸以软之。用咸补之，甘泻之。……脾欲缓，急食甘以缓之，用苦泻之，

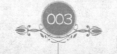

甘补之。……肺欲收，急食酸以收之，用酸补之，辛泻之。……肾欲坚，急食苦以坚之，以苦补之，咸泻之。"

后世医家对于药物的补泻性能论述更多。如张子和曾说："五脏各有补泻，五味各补其脏。……五谷、五菜、五果、五肉皆补养之物也。实则泻之，诸痛为实，痛随利减，芒硝、大黄、牵牛、甘遂、巴豆之属，皆泻剂也。"由上可见，《黄帝内经》所言的补泻，是以脏腑苦欲论补泻，而后世言补泻，则是以扶正祛邪论补泻。

补泻的药性作用，甚为广泛复杂。简而言之，可从两方面加以概括：

补性药物

补性药物主要补益人体的亏损，增强机体的功能，提高机体的抗病机能，改善虚弱症状。诸如益气、补血、滋阴、壮阳、生津、安神、填精、益髓之类药物，都是属于补性的药物。

泻性药物

泻性药物主要是祛除外邪与致病因子，调整机体和脏腑功能，以制止病势的发展。诸如解表、泻下、行气、活血祛瘀、利水渗湿、祛痰、消导等类药物，都是属于泻性的药物。

举例来说，比如气虚、血虚的虚证，当用补气、补血的补益药来治疗；而气滞、血瘀的实证，则当用理气、活血祛瘀等泻性的药物来治疗。同一寒证，有阴盛的实证和阳衰的虚证之别。阴盛的实证，当用祛散寒邪的泻性药物来治疗；而阳衰的虚证，当用扶助阳气的补性药物来治疗。同一热证，也有阳盛与阴虚的不同。阳盛的实热证，当用清热泻火的泻性药物治疗；而阴虚的虚热证，则当用养阴生津的补性药物治疗。

但是，疾病的虚实并非单一的，往往虚中挟实，或实证兼虚，临床治疗又当虚实兼顾，补泻并用。或扶正兼以祛邪，或祛邪兼以扶正。总之，应根据邪正的消长、虚实的变化而酌情应用。此外，临床上又有"虚则补其母，实则泻其子"，以及"以泻为补"或"以补为泻"的用法，这都是补泻药性在临床上的灵活应用。

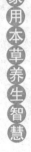

用好本草 疾病不扰

家用本草养生智慧

中药的"四气"和"五味"

我们常说食物有四气、五味，其实，四气、五味原指中药的药性和味道。在养生保健时我们要学着搭配中药的四气和五味，才能吃出强壮身体。

什么是四气

"气"就是药物的性质。四气，就是寒、热、温、凉四种药性。其中寒和凉药性是相近的，温和热药性是相接近的。所以综合来看，四种药性可以分为寒凉性质和温热性质两个相对的部分。

温热性药物，一般具有散寒、温里、助阳等作用；寒凉性的药物，一般具有清热、泻火、解毒等作用。药物的寒凉性或温热性，是与所治病症的性质相对而言的。寒性的病症，应用温热性的药物来治疗；热性的病症，应该用寒凉性的药物治疗。

除寒、热、温、凉四种药性之外，还有一部分性质平和即"平性"的药物。由于平性药物的作用没有寒凉药或温热药来得显著，所以实际上虽有寒、热、温、凉、平五气，在习惯上仍叫做四气。平性的药物，因为其作用缓和，一般说来，不论是寒性的或热性的病症都可配合应用。

什么是五味

"五味"指酸、苦、甘、辛、咸。另外，有淡和涩两种味道，古人认为"淡味从甘，涩味从酸"，所以没有单独列出来，统以"五味"称之。饮食的味道不同，其作用自有区别。

辛味口尝有麻辣或清凉感，有的具香气，能发散解表、行气活血、温肾壮阳，适用于外感表证、气滞血瘀、风寒痹证、肾阳虚等。如荆芥、紫苏、陈皮、木香、当归、郁金、韭菜子、蛇床子、菟丝子等都是辛味药物。

甘味口尝味甜，能调和脾胃、补益气血、缓急止痛，适用于机体虚弱、

第一章 中药里的养生密码

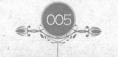

功能不足之症以及某些拘急挛痛，并能调和药性，如甘草、党参、熟地、饴糖、黄精、枸杞子等。

酸（涩）味具收敛、固涩作用，适用于自汗、盗汗、久泻脱肛、尿频失禁、遗精带下、崩漏下血等症。如龙骨、牡蛎、山茱萸、禹余粮、罂粟壳、桑螵蛸、覆盆子、金樱子、陈棕炭、仙鹤草等都属于酸味药物。

苦味能清热解毒、燥湿、泻火、降气、通便，适用于热证，湿热、痈肿疮疡、喘咳、呕恶等证，如山栀、大黄、黄连、苦参、杏仁、厚朴等。

咸味能软坚散结、泻下通便、平肝潜阳，适用于大便秘结、瘰疬痰核、瘿瘤、肝阳头痛眩晕，如海藻、昆布、芒硝、肉苁蓉、羚羊角、石决明等。

总而言之，我们要根据人体阴阳偏盛、偏衰的情况，有针对性地进补，以调整脏腑功能的平衡。比如热性体质、热性病者适当多食寒凉性药物；而寒性体质、寒性病者就要适当多食温热性药物。只有这样的进补才能相宜，才能达到预期的效果。

"归经" 与药性要兼顾

说起中药，我们不得不介绍其"归经"了。所谓的"归经"就是指药物对于机体某部分的选择性作用——主要对某经（脏腑及其经络）或某几经发生明显的作用，而对其他经则作用较小，或没有作用。比如属寒性药物，虽然都具有清热作用，但其作用范围或偏于清肺热，或偏于清肝热，各有所长。再如同属补药，也有补肺、补脾、补肾等不同。因此，将各种药物对机体各部分的治疗作用进一步归纳，使之系统化，便形成了归经理论。

归经是以脏腑、经络理论为基础，以所治具体病证为依据的。在病变时，体表的疾病可以影响到内脏，内脏的病变也可以反映到体表。经络能沟通人体内外表里，因此人体各部分发生病变时所出现的证候，可以通过经络而获得系统的认识。如肺经病变，每见喘、咳等证；肝经病变，每见胁痛、抽搐等证；心经病变，每见神昏、心悸等证。根据药物的疗效，与病机和脏腑、

经络密切结合起来，可以说明某药对某些脏腑、经络的病变起着主要治疗作用。如桔梗、杏仁能归肺经，治胸闷、喘咳；全蝎归肝经，能定抽搐；朱砂归心经，能安神等。这说明归经的理论，是具体指出药效的所在，是从疗效观察中总结出来的。

但是，在应用药物的时候，如果只掌握药物的归经，而忽略了四性、五味、升降浮沉等性能，是不够全面的。因为某一脏腑、经络发生病变，可能有的属寒，有的属热，有的属虚，有的属实。所以，不可只注意归经，而将归该经的药物不加区别就应用。

同归一经的药物，其作用有温、清、补、泻的不同，如肺病咳嗽，虽然黄芩、干姜、百合、葶苈子都能归肺经，可是在应用时却不一样，黄芩主要清肺热，干姜则能温肺寒，百合补肺虚，而葶苈子则泻肺实，等等。归其他脏腑、经络的药物也是这样。可见，将中药的多种性能结合起来，以之指导中药的应用，才会收到预期的效果。

此外，我们还必须了解，由于脏腑经络的病变可以相互影响，在临床用药时，并不单纯地使用某一经的药物。如肺病而见脾虚者，每兼用补脾的药物，使肺有所养而逐渐向愈；肝阳上亢由肾阴不足引起的，每加用滋补肾阴的药物，使肝有所涵而虚阳自潜。总之，既要了解每一药物的归经，又要掌握脏腑、经络之间的相互关系，才能更好地指导临床用药。

掌握药物升降浮沉的性能

"升降浮沉"反映了药物作用的趋向性，是说明药物作用性质的概念之一。"升"是上升，"降"是下降，"浮"表示发散，"沉"表示收敛、固藏和泻痢二便（包含着向内和向下两种作用趋向）。

气机升降出入是人体生命活动的基础。气机升降出入发生障碍，机体便处于疾病状态，产生不同的病势趋向。病势趋向常表现为向上（如呕吐、喘咳）、向下（如泻痢、脱肛）、向外（如自汗、盗汗）、向内（如表证不解）。

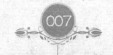

能够针对病情，改善或消除这些病证的药物，相对说来也就分别具有向下、向上、向内、向外的作用趋向。

升降浮沉之中，升浮属阳，沉降属阴。一般具有升阳发表、祛风散寒、涌吐、开窍等功效的药物，都能上行向外，药性都是升浮的；具有泻下、清热、利水渗湿、重镇安神、潜阳熄风、消导积滞、降逆止呕、收敛固涩、止咳平喘等功效的药物，则能下行向内，药性都是沉降的。有的药物升降浮沉的特性不明显，如南瓜子的杀虫功效。有的药物则存在二向性，如麻黄既能发汗解表，又能利水消肿。

掌握药物升降浮沉性能，可以更好地指导临床用药，以纠正机体功能的失调，使之恢复正常；或因势利导，有助于祛邪外出。一般说来，治病应"顺其病位，逆其病势"的原则，如病变在上、在表宜用升浮而不宜用沉降，如外感风寒，用麻黄、桂枝发表，在下、在里宜用沉降，而不宜用升浮，如里实便秘之证，用大黄、芒硝攻下。病势逆上者，宜降不宜升，如肝阳上亢之头痛，当用牡蛎、石决明潜降；病势陷下者，宜升而不宜降，如久泻、脱肛，当用人参、黄芪、升麻、柴胡等益气升阳。

药物升降浮沉的性能，还常受到加工炮制的影响。在复方中，一种药的作用趋向还可能受到其他药物的制约，这在我们用药时应加以注意。例如，酒炒则升，姜汁炒则散，醋炒则收敛，盐水炒则下行。而在复方配伍中，性属升浮的药物在同较多沉降药配伍时，其升浮之性可受到一定的制约。反之，性属沉降的药物同较多的升浮药同用，其沉降之性亦能受到一定程度的制约。可见各种药物所具的升降沉浮的性质，在一定的条件下是可以加以人为控制而转化的。

中药配伍需"门当户对"

中草药大多数都是配伍后使用的，单用一种中药不可能全面治愈疾病。我们必须根据疾病的病因、症状的不同表现，对疾病的标和本采取全面综

合性治疗，这样才能达到全面治疗疾病的目的。因此，医生在开中药方剂时总要按病患的病情需要和药性特点，有选择地将两种或两种以上药物配合应用。

药物有防治疾病、对人体有利的一面，也有不良反应、对人体产生不利的一面，尤其是在一些药物的配伍过程中，药效降低或失效，甚至药物配伍后产生毒性反应，应避免合用。前人在临床实践中，把各种药物的配伍关系概括为相须、相使、相畏、相杀、相恶、相反。因此，人们在使用中药时，要熟知配伍禁忌。

"相须"即两种以上性能功效相似的药物配合应用，可以增强其原有的功效；"相使"即在性能功效方面有某种共性的药物配合应用，以一种药物为主，另一种药物为辅，能提高主药的疗效；"相畏"即一种药物的毒性反应或副作用能被另一种药物减轻或消除；"相杀"即一种药物能减轻或消除另一种药物的毒性或副作用；"相恶"即两种药物合用后相互牵制，使原有疗效降低甚至丧失；"相反"即两种药物合用后，能产生或增强毒副作用。

上述六个方面，其变化关系可以概括为四项：相须、相使因产生的协同作用而增进疗效，是临床用药时要充分利用的；相畏、相杀属减低或消除原有的毒性或副作用，在应用毒性药或烈性药时必须考虑选用；相恶可能互相拮抗而抵消、削弱原有功效，用药时应加以避免；相反因相互作用而产生或增强毒副作用，属于配伍禁忌，原则上应禁止使用。

配伍禁忌是指药物之间有相反的关系，不能相互配伍，否则就会降低药效或产生毒性反应。历代关于配伍禁忌的认识并不一致。影响较大的为金元时期所概括的"十八反"和"十九畏"。

中草药的"十八反"是指18种中草药相互之间有相反的作用，它们如果相互配伍，则容易发生中毒或产生严重的不良反应。"十八反"，即乌头反半夏、瓜蒌、贝母、白蔹、白及；甘草反海藻、大戟、甘遂、芫花；藜芦反人参、沙参、丹参、玄参、细辛、芍药。

中草药的"十九畏"是指19种中草药相互配伍后会使药物的效力减弱或失效。"十九畏"，即硫磺畏朴硝；水银畏砒霜；狼毒畏密陀僧；巴豆畏牵牛；丁香畏牵牛；牙硝畏三棱；川草乌畏犀角；人参畏五灵脂；宫桂畏赤石脂。

在配伍中药时，我们应采取慎重的态度。本着用药有效安全的原则，凡

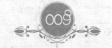

十八反、十九畏所包含的相反药物，若无充分根据和应用经验，应避免盲目配合使用。

体质不同，补法各异

俗话说，"冬天进补，来年打虎"。但怎么补却非常有讲究，特别是不同体质的人更是补法有别，不能乱补一通，否则适得其反。真正高明的养生者，首先要弄清自己是何种体质，这样才能因人施养，达到养生的目的。

中医将人的体质分为九种：平和体质、阳虚体质、阴虚体质、气虚体质、血瘀体质、痰湿体质、湿热体质、气郁体质、特禀体质。针对不同的体质，有不同的进补方式。

平和体质

平和体质是一种健康的体质。这种体质的人精力充沛、不易疲劳、耐受寒热、情绪稳定、生活规律，对于环境和气候的变化适应能力也比较强，即使生病了，也很容易治愈。平和体质者一般无须调理，但如果夏季气候炎热、干燥少雨、汗出较多时，可适当选用一些益气养阴的药膳，如沙参山药粥；如果逢夏季梅雨季节，气候潮湿多雨，则可适当选用一些芳香祛湿的药膳，如薏米绿豆汤。

阳虚体质

阳虚体质的人多形体白胖，肌肉松软，因为体内的阳气不足，所以常出现一系列怕冷的症状，尤其是背部和腹部特别怕冷，一到冬天就手冷过肘，足冷过膝。很多女性一些常见的妇科病就是肾阳虚的表现。阳虚体质者应多吃温补脾肾阳气为主的食物，如核桃、栗子、韭菜、茴香等；少食生冷、寒凉的食物，如黄瓜、莲藕、梨等。可选用的中药有杜仲、冬虫夏草、肉苁蓉、淫羊藿、锁阳等。

用好本草 疾病不扰

家用本草养生智慧

阴虚体质

阴虚体质是容易罹患阴虚证的体质。这类体质的人容易导致体内的津液、血、精等阴液亏虚，无以制阳，从而出现一系列的虚热证。其常见症状有形体消瘦。口燥咽干，颧赤盗汗，潮热骨蒸，五心烦热，小便短黄，大便干结，脉细数。舌红少津，少苔等。阴虚体质者平时应多食绿豆、冬瓜等甘凉滋润之品，代表中药有银耳、石斛、百合、玉竹等。少食狗肉、羊肉、韭菜等燥烈食物。

气虚体质

气虚体质和阳虚体质比较相近，从性质上来说，属于虚性体质。气虚体质也有热量不够、阳气虚、缺乏温煦、畏寒怕冷等阳虚体质的倾向，但其最主要是反映在脏腑功能的低下，如体倦乏力、面色苍白、气短懒言、咳喘无力、食少腹胀、大便溏泄等。气虚体质者平时应多食用具有益气健脾的食物，如黄豆、白扁豆等，少食用生萝卜、空心菜等食物，可选用的中药有人参、党参、西洋参、黄芪、山药等。

血瘀体质

血瘀体质的主要证候是血行迟缓不畅，多半是因为情绪意志长期抑郁，或久居寒冷地区，以及脏腑功能失调所造成，以身体较瘦的人为主。其临床表现为，当血瘀滞于脏腑、经络某一局部时，则发为疼痛，痛有定处，得温而不减，甚至形成肿块。此类型的人，有些明明年纪未到就已出现老人斑，有些常有身上某部位疼痛的困扰，比如，女性生理期容易痛经，男性身上多有瘀青，身上的疼痛症在夜晚加重等。血瘀体质者应多食山楂、醋、玫瑰花等，少食肥肉等滋腻之品。另外，平时还可用丹参、三七、川芎、桃仁等活血化瘀的中药进行调理。

第一章 中药里的养生密码

痰湿体质

痰湿体质的人多数体形肥胖，腹部肥满而松软，四肢浮肿，性格比较温和，面部皮肤油脂较多，面色淡黄而暗，眼泡微浮，容易困倦，面少血色，白中常发青，且懒动，嗜睡，身重如裹。痰湿体质者应多食海带、冬瓜、山楂等食物，少食油腻之品。可多吃红豆、山药、薏米等具有健脾利湿功效的食物，也可选择有健脾益气化痰功效的中药，如生黄芪、茯苓、陈皮、白术等。

湿热体质

湿热体质者一般表现为肢体沉重，发热多在午后明显，舌苔黄腻。具体表现因湿热所在不同的部位而有差别：在皮肉则为湿疹或疔疱；在关节筋脉则局部肿痛。湿热体质者可多食绿豆、芹菜、黄瓜、莲藕等甘寒食物，中药方面可选用茯苓、薏米、红豆、玄参、决明子、金银花等清热之物。

气郁体质

气郁体质的人经常表情郁闷，不开心，无故叹气，体形多数偏瘦，面色发黄、无光泽；郁结厉害的人面色发青，容易心慌、失眠。气郁体质者宜多食黄花菜、海带、山楂、玫瑰花等具有行气解郁作用的食物，中药方面可选用陈皮、菊花、香附、酸枣仁等。

特禀体质

特禀体质的人适应能力差，易致过敏反应，常见哮喘、风团、咽痒、鼻塞、喷嚏等症，易患哮喘、荨麻疹、花粉症及药物过敏等，遗传性疾病如血友病、先天愚型等，胎传性疾病如五迟、五软、解颅、胎惊等。特禀体质者宜多吃蜂蜜、红枣、金针菇、胡萝卜等防过敏的食物，少食荞麦、蚕豆等，在中药方面可选择黄芪、白术等。

隐藏在节气中的进补法则

二十四节气是我国古代劳动人民为适应"天时"、"地利"取得良好的收成，在长期的农耕实践中，综合了天文与物候、农业气象的经验所创设。

每个节气的专名均含有气候变化、物候特点和农作物生长情况等意义，我们在进补时完全可以随着节气走。下面是几个比较重要的节气的进补原则：

立春（2月3～5日）

立春养生要注意保护阳气，保持心境愉悦。饮食调养方面宜食辛甘发散之品，不宜食酸收之味，有目的地选择红枣、豆豉、葱、香菜、花生等进食，因为这些食物能够助升发之气。如《本草纲目》记载："元旦立春以葱、蒜、韭、蓼、芥等辛嫩之菜，杂合食之，取迎新之意。"

雨水（2月18～20日）

雨水节气着重强调"调养脾胃"。多吃新鲜蔬菜、多汁水果以补充人体水分。少食油腻之物，以免助阳外泄。应少酸多甜，以养脾脏之气。可选择韭菜、百合、豌豆苗、荠菜、春笋、山药、莲藕等。

惊蛰（3月5～7日）

惊蛰节气的养生要根据自然物候现象，自身体质差异进行合理的调养。那些形体消瘦、手足心热、便干尿黄、不耐春夏、多喜冷饮的人，饮食要保阴潜阳，多吃清淡食物，比如糯米、芝麻、蜂蜜、乳品、豆腐、鱼等；而形体白胖、手足欠温、小便清长、大便时稀、怕寒喜暖的人，宜多食温养食物。

第一章 中药里的养生密码

春分（3 月 20～21 日）

由于春分节气平分了昼夜、寒暑，人们在保健养生时应注意保持人体的阴阳平衡状态。此时人体血液和激素水平也处于相对高峰期，此时易发常见的非感染性疾病，如高血压、月经失调、痔疮及过敏性疾病等。饮食调养禁忌偏热、偏寒、偏升、偏降的饮食误区，如在烹调鱼、虾、螃蟹等寒性食物时，必须佐以葱、姜、酒等温性调料，以达到阴阳互补的目的。

立夏（5 月 5～7 日）

立夏代表着春天已过，是夏日天的开始。人们习惯上都把立夏当作是炎暑将临、雷雨增多、农作物进入旺季生长的一个重要节气。立夏宜采取"增酸减苦、补肾助肝、调养胃气"的原则，饮食应清淡，以易消化、富含维生素的食物为主，大鱼大肉和油腻辛辣的食物要少吃。

小满（5 月 20 日～22 日）

在小满节气的养生中，我们要特别提出"未病先防"的养生观点。小满节气是皮肤病的高发期，饮食调养宜以清爽、清淡的素食为主，常吃具有清热、利湿作用的食物，如红豆、绿豆、冬瓜、丝瓜、黄瓜、莲藕等。忌食膏粱厚味、甘肥滋腻、生湿助湿的食物，如动物脂肪、海腥鱼类等。

白露（9 月 7～9 日）

白露节气中要避免鼻腔疾病、哮喘病和支气管病的发生，特别是因体质过敏而引发上述疾病的，在饮食调节上更要慎重。凡是因过敏引发支气管哮喘的病人，平时应少吃或不吃鱼虾海鲜、生冷炙烩腌菜、辛辣酸咸甘肥的食物，如带鱼、螃蟹、虾类、韭菜花、黄花菜、胡椒等，宜食清淡、易消化且富含维生素的食物。

寒露（10 月 8～9 日）

"金秋之时，燥气当令"，如果调养不当，人体会出现咽干、鼻燥、皮肤

干燥等一系列的秋燥症状。所以暮秋时节的饮食调养应以滋阴润燥为宜，应多食芝麻、糯米、粳米、乳制品、蜂蜜等柔润的食物，少食辛辣之品。

立冬（11 月 7～8 日）

冬季养生应顺应自然界闭藏之归来，以敛阴护阳为根本。立冬进补时，要使肠胃有个适应过程。首先，应以汤类进补为宜，比如生姜红枣牛肉汤，就能很好地调理肠胃，增加肠胃消化吸收功能。其次是喝粥进补。腊八粥既美味又营养，是很不错的进补粥类。它能补充人体的热量，还能增加各种营养。此外，萝卜粥可消食化痰，红枣粥可益气养阴，等等。

冬至（12 月 21～23 日）

冬至是一年中白天最短的时节。冬至进补应少食生冷，但也不宜燥热，宜食用一些滋阴潜阳、热量较高的膳食，同时也要多吃新鲜蔬菜以避免维生素的缺乏。多饮豆浆、牛奶，多吃萝卜、青菜、豆腐、木耳、牛羊肉、乌鸡、鲫鱼等。

小寒（1 月 5～7 日）

人们在经过春、夏、秋近一年的消耗后，脏腑的阴阳气血会有所偏衰，合理进补既可以及时补充气血津液，抵御严寒的侵袭，又能使来年少生疾病，从而达到事半功倍的养生目的。在冬令进补时应食补、药补相结合，以温补为宜。

大寒（1 月 20～21 日）

大寒是一年中的最后一个节气。古有"大寒大寒，防风御寒，早喝人参黄芪酒，晚服杞菊地黄丸"的说法。最寒冷的季节是阴邪最盛之时，我们要特别注意从日常饮食中多摄取一些温热食物，以此抗寒、保养阳气。常见的热性食物有辣椒、肉桂、花椒等，温性食物有糯米、高粱、刀豆、荠菜、芦笋、生姜、葱、大蒜、红枣、龙眼、荔枝、木瓜、樱桃、杏仁等。

第一章 中药里的养生密码

药效好与坏，全在煎煮

中医药已深入百姓生活中，越来越多的人会选择看中医、吃中药，并在家煎煮中药。中药的煎煮和服用得当与否对药效有很大的影响，如果服用和煎煮的方法不正确，所服用的中药往往达不到应有的治疗效果。那么，如何煎服中药才能使其发挥最大的药效呢？

著名医学家李时珍曾指出："凡服汤药，虽品物专精，修治如法，而煎药者鲁莽造次，水火不良，火候失度，则药亦无功。"说明古人已认识到煎煮过程中有诸多因素影响煎煮质量。中药新解更证明了这一点，并用科学的方法对此加以改进。

药材冲洗

大多数中药材都有灰尘和杂物，为此在煎煮前宜先用水快速冲洗，以除去灰尘杂物。如药材中有花、叶、果及肉类药材的，需要将其淘洗。

煎煮容器的选择

首选用砂锅、砂罐来煎煮中药，其次也可用白色搪瓷器皿或不锈钢锅，忌用铁、铜、铅等金属容器。

煎煮前浸泡

清洗后可将药材浸泡20～30分钟，以利于药材中有效成分的溶出，又可缩短煎煮时间，而种子、果实为主的药材可浸泡时间长些；夏天气温高时，浸泡时间不宜过长，以免腐败、变质。

煎煮的用水量

煎煮药材时加水量一般以淹过药材表面2～3厘米为宜，质地坚硬的如

何首乌、白芍等加水量可多些，质地疏松的药材如蒲公英、藿香加水量只需淹没药材即可。

煎煮的先后次序

一般情况下，中药材可以同时入煎，但有时需要特殊处理。标有"先煎"的药材如磁石、牡蛎等矿物药、贝壳类药物，应先放入锅中煎约30分钟，再与其他药物同煎；标有"后下"的药物应在其他药物煎煮得差不多时投入，只需煎沸几分钟即可；标有"包煎"的药材需用纱布包裹后煎煮。

煎煮火力与时间

一般药物未沸前用大火煎煮，沸后用小火使药物保持微沸。如果是发汗药如麻黄、桂枝等以及芳香性药物如藿香、佩兰等，一般用大火煮沸，后用小火保持微沸状态10～15分钟。如果是骨角类药如龙骨、贝壳类如牡蛎及补益药人参、白术等，一般用文火久煎。

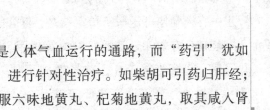

药引送药的点睛之妙

药引，又称引药，主要起"引药归经、增强疗效"的作用，同时还兼具调和、制约或矫味等功效。药引与中成药适当配合服用，可收到相得益彰的效果，是传统中成药临床使用中很重要的组成部分。

下面就来介绍常用药引的诸多作用。

药引的作用

引经作用：中医学认为，经络是人体气血运行的通路，而"药引"犹如导游，将诸药引向一定的经络脏腑，进行针对性治疗。如柴胡可引药归肝经；羌活可引药归膀胱经；用淡盐水送服六味地黄丸、杞菊地黄丸，取其咸入肾经。现代医学研究也证明，"药引"进入人体后，选择性较强，能导向定位，

引诸药直达病所，从而充分发挥药效，提高治愈率。

增强疗效： 药引可提高主药的疗效，如在治疗风寒感冒的辛温解表方中，常以生姜或葱白为药引，增强发汗解表作用；又如补气利水的黄芪，加健脾利水的茯苓为引，可提高利水功效。

解毒作用： 有些药物有一定毒性，加入引药可降低或消除其毒性。如生南星、生半夏加生姜，乌头、附子加饴糖为引，均可降低毒性。

缓和药性： 有些药物作用猛烈，加药引可缓和药性，并保护正气。如葶苈大枣泻肺汤中，以大枣为引，缓和葶苈的烈性，达到泻肺而不伤肺的目的。

保护脾胃： 有些药物可刺激胃肠道，使消化吸收功能下降或出现胃肠道反应，加药引可保护脾胃。如清热解暑的白虎汤苦寒败胃，常加大米为引以护胃扶正。

矫味作用： 有些中药味苦或有异味不堪入口，可加药引矫味。如诸多中医处方中常以甘草为药引，因为甘草能调和诸药，并起矫味作用。

常用的药引

黄酒： 酒性辛热，有舒筋活络、发散风寒等作用。可送服能够治疗颈肩腰腿痛、血塞经闭、跌打损伤等症的中成药，如活络丸、通经丸、七厘胶囊、云南白药。每次 10～15 毫升，温热后送服。

姜汤： 有散风寒、暖肠胃、止呕逆等功用。可送服治疗风寒外感、胃寒呕吐、腹痛腹泻等症的中成药，如藿香正气丸。一般取姜 3～5 片，水煎取汁。

米汤： 能保护胃气，减少苦寒药对胃肠的刺激，故常用于送服补气、健脾、利尿及滋补性中成药，如八珍丸、十全大补丸等。用时取煮饭之汤汁，不拘浓淡及用量，以温热为佳。

蜂蜜： 有润肺止咳、润肠通便、矫味等功用。取蜂蜜 1～2 汤匙，加入温开水中，搅匀便可送服蛤蚧定喘丸、百合固金丸、麻仁丸等。

红糖： 有散寒、活血、补血等功用。可单用红糖 25～50 克，以开水溶化送服。可配生姜 3 片，煎汤送服更佳。可作为治疗妇女血寒、血虚、血滞所引起的月经不调、痛经闭经、产后瘀滞等病症的中成药引药，如当归丸等。

菊花： 有疏散风热、平肝明目、清热解毒等功用。主要用于送服风热感冒、温病初起、肝火上攻、目赤翳障及痈肿疔疮等病症的中成药，如障翳散、牛黄解毒片等。可单用菊花10～15克煎汤送服，或加茶叶10克同煎送服。

大枣汤： 有补中益气、补脾胃、缓和药性等功用。一般用大枣5～10枚水煎汤送服归脾丸、香砂养胃丸等。

酸枣仁： 有滋养心肝、补血安神、益阴敛汗的功效。可单用酸枣仁10～15克水煎送服，或取3克研末送下。主要用于送服治疗心肝血虚、心悸失眠、体虚多汗等病症的中成药，如乌灵胶囊、灵芝胶囊等。

芦根汤： 具有清热、生津、止呕、止血作用。送服治疗外感风热或瘟病初起等症的银翘解毒片等尤宜。取芦根10～15克以水煎汤，以鲜者为佳。

陈皮： 具有理气健脾、燥湿化痰的功效，主要用于送服治疗脾胃气滞、食少吐泻、咳嗽痰多等病症的中成药。如保济丸、蛇胆川贝散等。可单用陈皮10～15克煎汤送服，也可添生姜、枳实等同煎汤送服更佳。

总而言之，药引在应用中要根据中药的功能、主治、药性等特点，结合病情变化、病程长短、体质强弱、发病季节的不同以及药引的自身功效而酌定。但必须以提高药效、降低毒副作用、顾护正气、便于服用为前提，尽快治愈疾病为目的，正确地选用引药。

中药用量宜灵活多变

有人说，中医的不传之秘，在于药物的用量上。中医处方是根据病情的需要，在辨证立法的基础上选用相应的药物，还要确定适当的剂量。而用药剂量的轻重，是直接影响疗效的重要因素，所以我们不可以忽略中药的用量问题。

中药的剂量大小要因人、因证、因时、因地、因药性等而定，同时药量也决定了它的功效。由此可见，中药的用量非常灵活，必须根据各种不同的情况分别对待，具体确定。

因人制宜

人的体质强弱、年龄及性别不同，对药物的敏感程度及耐受性也有很大差异，因而用量也应不同。平素体弱者用量宜轻，强壮者用量宜重；老年人与儿童的用量应少于青壮年；妇女的用量又当轻于男子，而且在经期、孕期及产后，若用发散攻破的药物，又应轻于平时。至于儿童用量，一般 10 岁以上的儿童用量可接近成人，5～6 岁的儿童约为成人量的一半，5 岁以下儿童用量通常为成人的四分之一。

因证制宜

《冉雪峰医案》中指出："凡大病须用大药，药量得当力愈大而功愈伟。"一般轻病用量宜略小，因其病轻邪浅，用量轻即可祛邪；重病用量宜稍大，因病邪较重，非重用不能祛除。初病用量宜大，取其量大力专而猛之势，以祛病邪；久病用量宜小，取其量小力缓，使疾病逐渐向愈。治疗慢性病用量宜轻，取其力缓而薄，循序渐进。治疗急性病用量须重，取其力速而宏，速战速决。治外感病用药须峻猛，用量宜重，使邪气无所留；治内伤病用药在于宽缓，用量宜轻，使阴阳平和，少量频投，使正气逐渐恢复。

因时制宜

药物用量要随气候变化而不同。同样是风寒，在寒冷的季节，要用重剂才能有效；反之，在炎热的夏季，用轻剂即能取效，不宜过于发散，以防汗出过多，伤津化燥，变生他病。夏季用发汗解表药和辛温祛寒药用量宜轻，冬季应用苦寒降火药用量宜轻，"用寒远寒，用热远热"就是这个道理。

因地制宜

由于我国地域辽阔，南北气候差异很大，人的体质特点也不一样，用药剂量亦应有所区别。一般北方人用量宜重，南方人用量宜轻；西方人用量宜重，东方人用量宜轻。因为西、北气候寒冷干燥，又多风沙，人们的肌肤腠理致密，凡遇风寒用麻黄、桂枝等辛温发散药时，当用重剂疏通，才能获效；而东、南方近海，炎热潮湿，人们的肌肤腠理疏松，如遇风寒则不必重剂便

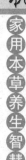
用好本草 疾病不扰
家用本草养生智慧

可疏泄。湿气重的地区，如在四川、云南、贵州等地，附子用量较其他地区为大，疗效才佳。但这是指总的情况，对于个别患者，仍当别论。

因 药性制宜

花、叶、茎等质轻的药物用量宜轻，如菊花、薄荷、灯心草等；矿物、贝壳等质重的药物用量宜重，如石膏、磁石、牡蛎、龟板等。芳香类药物用量宜轻，如砂仁、白豆蔻等，厚味滋腻之品用量宜重，如熟地、首乌等。干品有效成分含量较高，用量宜轻；同等重量的鲜品因含有水分，用量宜重，如鲜芦根、鲜大蓟、鲜茅根等。至于性味苦寒的药物，用量若过重会败坏脾胃，故剂量亦不宜过大，也不宜久服。

总之，中医临床用药剂量的轻重，对治疗效果常常有决定性的作用。使用药量的大小，应以中医理论为依据，在辨证论治的原则指导下用药，才能提高最终的疗效。

服用不得法，效果打折扣

服中药汤药的讲究很多，在时间、温度、饮食上都有一定的要求，采用正确的方法服用，才能促进药效的发挥。

服 用时间

中药汤药的服药时间，应与吃饭间隔1小时左右。大部分汤药，在饭前或饭后服均可。但也有一些汤药，需要遵守严格的服药时间要求，才能使疗效更好。

滋补药、开胃药，应该在饭前服用，以促进吸收；助消化药、对胃肠有刺激的药，应该在饭后服用，可减少药物副作用；驱肠虫药、润肠通便药，应该空腹服用，以促进吸收和清除肠胃积滞；安神类药物，则需在睡前服用。

一般来讲，大多数药物一日服两次即可。一副药煎两次后，将头煎、二

煎兑匀，可在早、晚各服一次；或在两餐之间服用，即在上午10：00和下午3：00各服一次。民间也有习惯，在临睡前和次日早晨各服一次。也有的药物需每日服3次以上，如感冒时高烧不退，可服用发汗解表方药，4个小时服一次，夜晚也不停止，以使药力持续，更快地缓解症状、减轻病情。而咽喉病变时，服汤药宜缓慢含咽，一日数次。

服药温度

中药汤药的服用方法有3种：温服、热服和冷服。

一般的汤剂宜温服。温中散寒、补益虚弱的药剂，应趁热或将药温热后服用。如艾附暖宫汤、补中益气汤、理中汤，这样能够更好地增强药效。对胃肠道有刺激性的药物，如乳香、没药等，也应温服，健脾和胃，能够减轻刺激。

热服是指将煎得的中药汤剂趁热服用。寒证用药宜热服，发汗解表方药必须热服，服药后还应喝热开水或热稀粥，以助药力发挥，使邪气随汗而出。但应注意，服用发汗药的患者，通体微汗后即可，不要大汗淋漓，以防发汗太多引起虚脱，尤其是老年人。

冷服是等药完全放凉后再服用。呕吐病人或中毒病人服解毒药时均宜冷服。热证用寒药时也可冷服，如一些清热、解毒、降火的药剂，可以增强药物清热降火、解毒通利的功能。

饮食禁忌

服药期间的饮食禁忌，俗称忌口，主要是为了避免干扰药效。忌口可分为两种：

一是服用某一种药物时对应的忌口，如人参忌萝卜、甘草忌鲢鱼、茯苓忌醋等。

二是在不同病情条件下服药时的忌口。如慢性病患者服药时，须忌生冷，以防损伤阳气；热性病治疗期间，应忌辛辣、油腻，以防加重病情；痈疡疮毒患者，忌鱼虾、鹅肉及辛辣刺激之物，以防助热生湿；治疗因气滞而引起的胸闷、腹胀时，不宜食用豆类和白薯，因为这些食物容易引起胀气。另外，

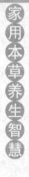

用好本草 疾病不扰

家用本草养生智慧

水肿病人应少吃食盐，过敏性哮喘、过敏性皮炎的患者，应少吃鸡、羊、鱼、虾、蟹、韭菜等发物，避免加重病情。

尽管不同病种、不同药物，对饮食的要求有所不同，但总的来说，服药期间，凡属生冷、黏腻、腥臭等不易消化的食物或葱、姜、蒜等刺激性食物都应避免食用。饮食宜清淡、易消化，尤其对于胃肠有积滞的患者来说，更不能吃油腻、高蛋白、高脂肪的食物，如肉、蛋、鱼等，以免加重胃肠负担，不利于药物作用的发挥。

良药不苦口的小秘诀

良药苦口利于病，人人皆知。问题是，有的药实在是苦不堪言，难以喝下。这里为大家总结出中药祛苦的几个小秘诀，可以让中药比较容易入口。

掌握药液温度

中药的服用讲究"寒者热之，热者寒之"。但苦味中药的服用可不拘泥此道。有关研究证实，舌头对37℃以上的温度更为敏感，因此，苦味中药汤液的温度应控制在15～37℃。

掌握含、咽部位

研究表明，人的苦味感受器主要集中在舌头的前半部，以舌尖最为突出。因此，药液入口后，最好迅速含于舌根部，自然咽下，也可用汤匙直接将药液送至舌根顺势咽下。

掌握服药速度

药液在口中停留的时间越长，感觉味道越苦，因此，苦味中药的服用力求干净利落，转瞬即逝。

服药后喝适量温开水

这样既有利于胃肠道对药液的吸收，又可在一定程度上缓解药液的苦味。

添加调味品

在苦味药液中加入蜂蜜、蔗糖等，但对黄连、胆草之类尽量少用或不用调味品。若有必要可酌情搭配甘草、红枣之类的药材进行调和。

补中益气类药材是治疗气虚证的良方,它们大多具有健脾补肺、益气疗损之功,可补助人体正气,增强机体机能活动,因而主要适用于脾气虚及肺气虚诸证。中医认为,脾为后天之本,气血生化之源,主肌肉、四肢,主运化,统血,升清,故脾气虚多见神疲倦怠、食欲不振、大便溏薄、脘腹虚胀等。而肺主一身之气,司呼吸,主肃降,通调水道,故肺气虚则见气短乏力、易出虚汗、咳嗽、气促等。凡见上述诸症,皆可应用补中益气类药材。

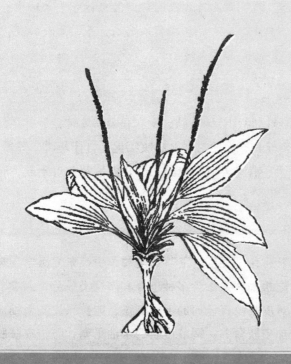

第二章

补中益气药

人参——大补元气，补脾益肺

性味：性微温，味甘、微苦。

归经：归脾经、肺经、心经。

别名：山参、棒槌、神草、孩儿参等。

用法用量：3～10克，另煎兑入汤剂。

适用人群：气虚者。

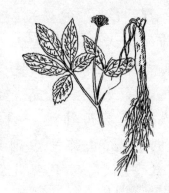

人参被人们称为"百草之王"，在古代雅称黄精、地精、神草，是闻名遐迩的"东北三宝"之一，也是驰名中外、老幼皆知的名贵药材。多生长于昼夜温差小的山地缓坡或斜坡地的针阔混交林或杂木林中。由于根部肥大，形若纺锤，常有分叉，全貌颇似人的头、手、足和四肢，故称为人参。

传统功用

人参可大补元气、复脉固脱、补脾益肺、生津止渴、安神益智，主治劳伤虚损、食少、倦怠、反胃吐食、大便滑泄、虚咳喘促、自汗暴脱、惊悸、健忘、眩晕头痛、阳痿、尿频、消渴、妇女崩漏、小儿慢惊及久虚不复，一切气血津液不足之症。

中药新解

美白肌肤：人参自古以来拥有"百草之王"的美誉，更被东方医学界誉为"滋阴补生，扶正固本"之极品。人参含多种皂苷和多糖类成分，人参的浸出液可被皮肤缓慢吸收，对皮肤没有任何的不良刺激，能扩张皮肤毛细血管，促进皮肤血液循环，增加皮肤营养，调节皮肤的水油平衡，防止皮肤脱

水、硬化、起皱。

抗肿瘤： 人参中的人参皂苷、人参多糖、人参烯醇类、人参炔三醇和挥发油类物质，这些物质对肿瘤有一定的抑制作用。

增强机体的免疫力： 经过临床观察证实，人参多糖有明显的升白细胞作用，与放化疗同时应用，能够减小放疗的毒副作用，预防白细胞减少使病人顺利完成治疗。

改善心脏功能： 人参能增加心肌收缩力，减慢心率，增加心排血量与冠脉血流量，可抗心肌缺血与心律失常。对心脏功能、心血管、血流都有一定的影响。人参有明显的耐缺氧作用，其制剂可有效地对抗窦性心律失常。

应用指南

治性能力衰弱，取人参10克，清华桂2.5克，泡茶喝，对于性冷淡的人有明显改善作用，并有抗衰老的功用。

治糖尿病，用人参10克，生淡竹叶10克，胡瓜半个，熬煮后当茶饮用，可以降低血糖及糖尿病并发症的发生。

治小儿食欲不振、面黄肌瘦，可用人参15克，淮山药10克，橄榄（去核）5克，炖排骨或鸡腿，服用5次后，幼童的食量明显增加，体力增强，一改过去纤细柔弱的体质。

注意事项

❶ 实证、热证而正气不虚者忌服。

❷ 服用人参后忌吃萝卜（各种萝卜皆不可）。因为人参补气，萝卜下气，二者同食，功用互相抵消。

❸ 服人参后，不可饮茶，免使人参的作用受损。

❹ 无论是煎服还是炖服，忌用五金炊具。

❺ 人参忌与葡萄同吃，否则会破坏其中营养。

选 购要点

在购买时一定要选择参根较大、参形完整、有光泽的人参产品。要注意产品的包装方式、标签标识应齐全。一般来说正规企业的产品其标签标识都比较完整，可以放心购买。

第二章 补中益气药

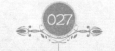

存储方法

包装收藏前宜先将人参晾干或烘干，用吸水性和透气性好的纸将人参包好，再装入塑料袋，塑料袋中可以放几小包干燥剂以除湿。扎紧袋口，放置阴凉干燥处。

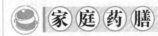 **家庭药膳**

人参黄芪粥

原料 人参5克，黄芪20克，粳米80克，白糖5克，白术10克。

做法 将人参、黄芪、白术切成薄片，清水浸泡40分钟后，放砂锅中加水煮开，再用小火慢煮成浓汁，取出药汁后，再次加水煮开后取汁，合并两次药汁。早、晚分别煮粳米粥，加白糖趁热食用。5天为一疗程。

功效 补正气，疗虚损，抗衰老。用于五脏虚衰、久病体弱、气短自汗、脾虚泄泻、食欲不振、气虚浮肿等病症。

人参莲肉汤

原料 白人参（糖参）10克，莲实（去皮去心）10枚，冰糖30克。

做法 将白人参、莲实放入碗内，加清水适量，泡发后，再加冰糖；将盛人参、莲实的碗放入锅内隔水蒸1小时即成。人参可连续应用3次，次日再加莲实、冰糖如上述制法蒸制，服用。第3次可连同人参一起吃完。

功效 补气益脾。适用于中老年人病后体虚、气弱、脾虚，食少，疲倦、自汗、泄泻等症。

中药小故事

相传，有两兄弟上山去打猎，没想到遭遇大雪，只好躲进一个山洞。一天，他们发现一种外形很像人的东西，味道很甜，便挖了许多，每天吃一点。冰雪消融后，两兄弟平安回家了。村里的人见他们不仅活着，还变得又白又胖，就问他们吃了什么。两兄弟把带回的东西给大家看，有个长者笑着说："它长得像人，你们两兄弟又亏它才得以生还，就叫它'人生'吧！"后来，人们又把"人生"改叫"人参"了。

用好本草 疾病不扰

家用本草养生智慧

党参——补中益气，健脾益肺

性味：性平，味甘、微酸。

归经：归脾经、肺经。

别名：上党人参、防风党参、黄参、防党参等。

用法用量：5～10克，煎服、泡茶均可。

适用人群：气虚、血虚者。

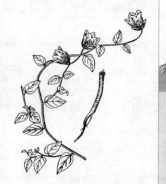

党参是中医常用补气药，应用历史悠久。明代医学家李时珍在《本草纲目》中曾把党参列入人参条目之内。以植物学分类来看，党参不同于人参，党参属桔梗科，而人参属五加科，生长的形状也不同。从医药效能上看，二者功用相近。党参之名，最早见于清代《本草从新》，其后《本草纲目拾遗》、《植物名实图考》等都有记载。

传统功用

党参具有补中益气、健脾益肺之功效，适用于各种气虚不足者，常与黄芪、白术、山药等配伍应用。如血虚萎黄及慢性出血疾患引起的气血两亏的病症，配补血药如熟地、当归等。

中药新解

调整胃肠功能：可以调整肠胃的运转功能，改善肠胃的动力，提高肠胃的工作效率。调整胃肠运动功能，改善肠动力功能障碍，提高小肠推进率。

抗溃疡：党参水煎醇沉液对应激型、幽门结扎型、消炎痛或阿司匹林所致实验性胃溃疡均有预防和治疗作用。

增强造血功能：党参可以提高身体的免疫力，加强身体造血的速度。特

第二章 补中益气药

别适合气血两虚、气短心悸、疲倦乏力、面色苍白、头昏眼花、胃口不好、大便稀软、容易感冒者服用。

强心、抗休克：党参有增强心肌收缩力、增加心排血量、抗休克的作用。

降低血压：党参可以兴奋神经系统，增强人体抵抗力，降低血压。

利于放疗、化疗：党参含多种糖类、酚类、甾醇、挥发油、黄芩素、葡萄糖苷、皂苷及微量生物碱，对放疗、化疗引起的白细胞下降有提升作用。

应用指南

治脾胃虚弱，久病体虚，用党参500克，沙参250克，龙眼肉120克，水煎浓至滴水成珠，以瓷器贮藏；空腹时用开水冲服一汤匙，有清肺开音、补元气、助筋力之功效。

治产后气虚，并伴随出汗的症状，可用党参10～30克，黄芪10～20克，煎水服用。

治原发性低血压，取党参、黄芪各6克，五味子、麦冬、肉桂各3克。研粉吞服，每次6克，每日3次，连服30日。

治小儿口疮，取党参50克，黄柏25克。共为细末，吹撒患处。

治高脂血症，取党参、玉竹各12.5克。粉碎混匀，制成4个蜜丸，每次2丸，每日2次，连服45天为一疗程。

注意事项

① 服用党参时不宜吃萝卜，忌饮茶。

② 党参不宜与藜芦一同食用。

③ 党参不适合慢性血病、慢性肾炎蛋白尿、血小板减少、白血病、慢性贫血患者或是佝偻病患者服用。

选购要点

选购党参，首先看颜色和大小，颜色较白的党参大部分是硫磺熏过的，颜色较黄的党参一般没有硫磺熏过。买党参一定要先品尝一下，这是最重要的一个鉴别方法。党参含糖量高，比较甜。如果硫磺熏过，一定是酸的，没有一点甜味。

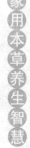

用好本草 疾病不扰

家用本草养生智慧

存 储方法

党参置于通风阴凉处，避免阳光直射。在低温干燥条件下，应是最能保证中药质量的，充分干燥是贮存好党参的前提条件。

🍵 家庭药膳

党参红枣炖排骨

原料 党参30克，红枣8枚，排骨500克，姜、葱、盐、味精、胡椒粉、料酒各适量。

做法 将党参洗净，切3厘米长的节；红枣洗净，去核；排骨洗干净，剁成4厘米长的段；将姜、葱洗净，姜拍松，葱切段，将排骨、党参、红枣、姜、葱、料酒放入炖锅内，加入清水适量，置武火上烧开，再用文火炖熟，加入盐、味精、胡椒粉即成。

功效 补气血，益健康。

参枣米饭

原料 党参10克，红枣10个，糯米150克。

做法 将党参、红枣加水适量泡发后，煎煮半小时，捞去党参、枣，汤备用；糯米淘净，加水适量，放在大碗中蒸熟，扣在盘中，把枣摆在上面，再把汤液加白糖煎成黏汁，浇在枣饭上即成。

功效 党参补脾益气，红枣、糯米与党参协同奏效。对脾虚气弱有很好的疗效。

中药小故事

有个叫张郎的人，其父得了重病，于是他急忙上山寻找药材。可是他一无所获，由于疲劳过度，倒在了一个岩洞里。模模糊糊中，他做了一个梦，梦里一个面目俊秀的姑娘告诉他，前面夹槽里有一棵人形植物，能治他父亲的病。张郎醒后便来到夹槽，果然发现了这种植物。他把植物带回家，栽到菜园里，掐了一片叶子给父亲煎水，不想父亲的病一下子就好了。这种神奇的植物就是党参。

第二章 补中益气药

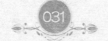

太子参——补脾益肺，养阴生津

性味：性平，味甘、微苦。

归经：归脾经、肺经。

别名：孩儿参、童参、四叶参、米参等。

用法用量：15～30克，煎服。

适用人群：气虚、血虚者。

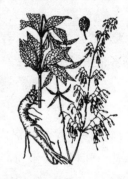

太子参为石竹科植物孩儿参。主要产于贵州、福建、江苏、山东、安徽等地，其中以福建柘荣县产的太子参最为出名。与同样具有补气生津作用的人参、党参、西洋参相比，太子参滋补的药力要差得很远，但它也有长处，就是药性十分平稳，适合慢性病患者长期大量服用，且副作用也比上述参种小得多，因此深受那些体虚而经受不住滋养药物峻补人群的欢迎。

传统功用

太子参具有益气健脾、生津润肺的功效，主治脾虚食少、倦怠乏力、心悸自汗、肺虚咳嗽、津亏口渴等症。太子参配麦冬，补肺并润肺养阴，用治肺阴亏虚的肺虚咳嗽最宜；太子参配白术，共奏补脾肺之功，同治虚劳、劳倦乏力者；太子参配黄芪，补益之效大增，常用治劳倦乏力为效。

中药新解

增强脾胃功能：常服太子参可以帮助人体消化吸收，起到补益脾胃的功效。

提高人体免疫力：常服太子参可以一定程度上提高免疫功能，改善心肺功能；对体质较差的婴幼儿，服用太子参可以增强体质。相较于人参等滋补

用好本草 疾病不扰

家用本草养生智慧

药物，太子参的药性更加平稳，是一款难得的滋补佳品，可长期服用。

治疗咳嗽：阴虚体质者常服太子参，可以起到良好的治疗效果，特别是阴虚咳嗽、肺气不足症状者尤为适用。

应用指南

治心脾两虚、心神失养之失眠，取太子参、远志各 6 克，黄芪 30 克，酸枣仁、当归各 20 克，龙眼肉、茯神、夜交藤各 15 克，白术 10 克，炙甘草 6 克，红枣 5 枚。以水煎，每日 1 剂，早、晚分服。

治胃中烦闷，大便溏薄，取太子参、扁豆各 20 克，粳米 150 克。先煎煮参，连煎 2 次取汁；将扁豆切碎，和粳米煮成稀粥，再兑入参汁煮熟即可。

治久咳，口干咽燥，大便不调，食纳不香，取太子参 15 克，捣末水煎，连煎 3 次，取汁，加入红糖 5 克即成，一日分次服完。

注意事项

① 高血压及肾炎、胃炎患者不宜多食。

② 太子参虽补力平和，但终为味甘之品，所以凡病有实邪者忌用。

③ 太子参不宜与藜芦同用。

选 购要点

好的太子参味微甘、质硬脆、易折断，断面平坦，断面呈类白色或黄白色、角质样。晒干的太子参呈类白色，有粉性。

存 储方法

太子参在存储前需要干燥，之后将其置于干燥处，注意防潮和防蛀。

家庭药膳

茭白太子参炒鳝丝

原料 茭白、鳝鱼丝各 250 克，土豆 100 克，太子参、生地各 10 克，生姜 5 克，精盐、味精各适量。

做法 将太子参、生地水煎半小时去渣取汁；茭白、土豆洗净，切丝，放入豆油锅内煸炒，倒入药汁，煮熟起出待用；生姜切丝与鳝丝共炒，放入黄酒、土豆、茭白同炒至熟，调入精盐、味精服食。

功效 补虚损，利肝肾。适用于一切慢性病患者的保健食疗，尤其对肾病、肝硬化、尿毒症等疑难病有一定的辅助治疗作用。

太子参石斛粥

原料 太子参10克，石斛15克，大米100克。

做法 将太子参、石斛水煎取汁，纳入大米煮为稀粥服食，每日2次。

功效 益气养阴，适用于气阴两虚之咳嗽、气短、肺燥咳嗽及病后体虚等。

中药小故事

春秋时期，郑国年仅五岁的王子体质较差，常年抱恙在身，宫中太医屡治不效，国君只好张榜遍求补益之药。一天，一位白发老者揭榜献药。王子如法服用老者所献的这种细长条状、黄白色的草根。煎服三个月后，王子的身体变得强壮，也不再染病，国君大喜，晋封他为太子，又急寻老者以封赏，但老者已行踪难觅。大家都不知道老者所献是何药，因其药有参类之性，拯挽太子之身，遂叫太子参。

灵芝——清火生津，补气养血

性味：性平，味甘。

归经：归心经、肝经、脾经、肺经、肾经。

别名：红芝、木灵芝、菌灵芝等。

用法用量：6～12克，煎服。

适用人群：气虚、血虚、痰湿者。

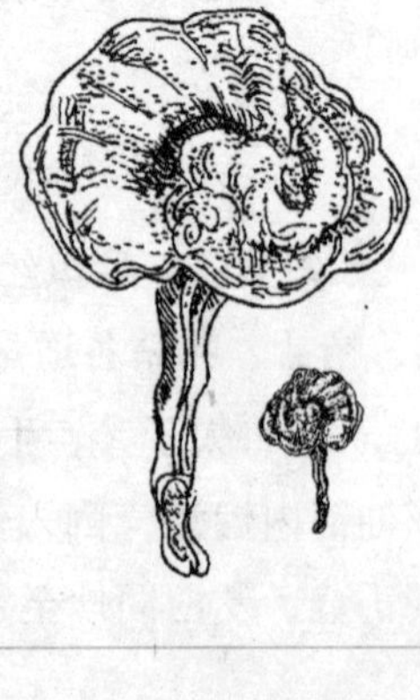

灵 芝自古以来就被认为是吉祥、富贵、美好、长寿的象征，民间传说灵芝有起死回生、长生不老之功效。有"仙草"、"瑞草"之称，中华传统医学长期以来一直视为滋补强壮、固本扶正的珍贵中草药。古今药理与临床研究均证明，灵芝确有防病治病、延年益寿之功效。现在，灵芝作为药物已正式被国家药典收载。

传 统功用

灵芝利关节、坚筋骨、保神益精、益心气，人久服轻身不老延年。主治虚劳、咳嗽、气喘、失眠、消化不良、恶性肿瘤等疾病。

中药新解

治疗冠心病：灵芝可有效地扩张冠状动脉，增加冠脉血流量，改善心肌微循环，增强心肌氧和能量的供给，因此，对心肌缺血具有保护作用，可广泛用于冠心病、心绞痛等的治疗和预防。

治疗高血脂：对高血脂病患者，灵芝可明显降低血胆固醇、脂蛋白和甘油三酯，并能预防动脉粥样硬化斑块的形成。对于粥样硬化斑块已经形成者，则有降低动脉壁胆固醇含量、软化血管、防止进一步损伤的作用。

抗神经衰弱：灵芝制剂对神经衰弱失眠有显著疗效。一般用药后 10～15 天即出现明显疗效，表现为睡眠改善，食欲、体重增加，心悸、头痛、头晕减轻或消失，精神振奋，记忆力增强。

治疗糖尿病：灵芝降血糖的原理是由于促进组织对糖的利用。服用灵芝后可取代胰岛素抑制脂肪酸的释出，可改善血糖、尿糖等症状。

应用指南

治气管炎，取灵芝、党参各 10 克，川贝 5 克，红枣 7 枚。用清水煎煮，早、晚服用。

治痰浊阻滞型高脂血症，取灵芝、山楂、何首乌各 10 克。水煎服，频饮。

治心脾两虚型失眠，取灵芝 15 克，西洋参 3 克。水煎服，频饮。

治哮喘，取灵芝 16 克，半夏、厚朴各 3 克，苏叶 6 克，茯苓 9 克。用清水煎煮后加入冰糖，每日饮用 2～3 次。

第二章 补中益气药

注意事项

① 手术前后一周内，或正在大出血的人不宜吃灵芝。

② 灵芝不适于正常孕妇吃，因为灵芝过分滋补，有诱发流产的可能。

③ 灵芝还有一点微毒性，不可以过量或过常服用。

选 购要点

灵芝的选择可从其形体、色泽、厚薄比重上判别好坏，好的灵芝实体柄短、肉厚，菌盖的背部或底部用放大镜观察，能看到管孔部位，呈淡黄色或金黄色为最佳，呈白色的次之，呈灰白色而且管孔较大的则最次。

存 储方法

正常放置在干燥处保存即可。

🍲 家庭药膳

灵芝陈皮老鸭汤

原料 灵芝 50 克，陈皮 1 个，老鸭 1 只，蜜枣 2 枚，精盐适量。

做法 先将老鸭剖洗干净，去毛、内藏、鸭尾，斩大块；灵芝、陈皮和蜜枣分别用清水洗干净。然后将以上材料一起放入滚烫的水中，继续用中火煲约 3 小时，以少许精盐调味，佐膳食用即可。

功效 灵芝具安神、健胃、祛痰、活血的作用；陈皮具行气健脾、燥湿化痰的作用；老鸭肉有滋阴补虚、利尿消肿的作用；蜜枣具补中益气、止咳润补肺肾、化痰平喘的作用。

灵芝田七瘦肉汤

原料 龙眼肉 15 克，灵芝 10 克，田七 6 克，生姜 6 克，猪瘦肉 50 克。

做法 猪瘦肉、灵芝洗净切片，与龙眼肉、田七、姜片洗净，共入炖盅内，加开水适量。调味，文火隔水炖 30 分钟，饮汤食用。

功效 益气养心，祛瘀止痛。适用于冠心病属气虚血瘀者，症见胸前闷痛、痛如针刺、时作时止、心悸气短、身疲乏力、失眠多梦等。

用好本草 疾病不扰

家用本草养生智慧

有一个故事也许耳熟能详，就是白娘子盗仙草。相传，许仙病得很重，请了几个知名的郎中都没有治好。白娘子认为凡间的草药是救不活她的官人了，便决定到昆仑盗仙草。她来到昆仑山顶上，有一株紫郁郁的仙草，白娘子弯下腰，刚要伸手采摘，一只胡须花白的神鹿出现了。白娘子打败神鹿，衔着仙草，飞回家来。她把仙草熬成药汁，灌进许仙嘴里。过一会儿，许仙就活转来了。这株仙草就是灵芝。

黄芪——补气升阳，益卫固表

性味： 性微温，味甘。

归经： 归肺经、脾经、肝经、肾经。

别名： 棉芪、黄耆、独椹、蜀脂、百本、百药棉等。

用法用量： 5～15克，煎汤、含服均可。

适用人群： 气虚、痰湿者。

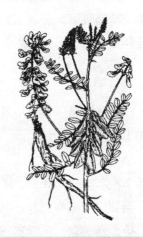

黄芪是百姓经常食用的天然药品，产于中国华北诸省。黄芪来源于豆科植物黄芪或内蒙黄芪的干燥根。清朝绣宫内称其为"补气诸药之最"，民间也流传着"常喝黄芪汤，防病保健康"的顺口溜，意思是说经常用黄芪煎汤或用黄芪泡水代茶饮，具有良好的防病保健作用。有些人一遇天气变化就容易感冒，中医称为"表不固"，可用黄芪来固表。

第二章　补中益气药

传 统功用

黄芪有益气固表、敛汗固脱、托疮生肌、利水消肿之功效。用于治疗气虚乏力、中气下陷、久泻脱肛、便血崩漏、表虚自汗、痈疽难溃、久溃不敛、血虚萎黄、内热消渴、慢性肾炎、蛋白尿、糖尿病等病症。炙黄芪益气补中，生用固表托疮。

中药新解

利水退肿： 生黄芪有利水退肿的作用，对慢性肾炎有较好的治疗作用，能够利尿，消退水肿，减少尿蛋白。

增强体质： 黄芪具有增强人体体质和促进人体消化功能的作用。特别适用于体虚多汗、心慌气短、食欲不振、精神萎靡、四肢无力、头晕目眩的中老年人，与人参同用效果更好。

保护心脏： 黄芪对正常心脏能增强收缩功能，对衰竭的心脏有明显的强心作用，并能扩张心脏冠状动脉，保护心脏器官。

预防衰老： 黄芪有促进细胞生长旺盛、延长细胞寿命的作用，能延缓老年机体功能衰退，防止或减轻疾病的进程，改善对环境的适应能力，从而达到延年益寿的作用。

应用指南

治自汗而恶风，可用黄芪 20 克，桂枝、白芍、生姜各 10 克，甘草 3 克，红枣 10 粒，以水煎服。

治气血两虚型高血压，取黄芪、牡蛎各 30 克，女贞子、桑寄生各 25 克，勾藤 20 克，牛膝 10 克，泽泻 5 克，以水煎服。

治脾虚痰盛型肥胖，取白术、茯苓、大腹皮各 12 克，枳实、白芥子、防己、杏仁各 9 克，冬瓜皮、泽泻、红豆各 15 克，法夏 6 克，陈皮 5 克，地骨皮 10 克。以水煎服，每日 1 剂，早、晚各服 1 次，连续服用 1 个月。

注意事项

❶ 服用黄芪的时候，最好不要服用环磷酰胺，否则会相克。

❷ 感冒、经期时不宜吃黄芪。黄芪是固表的，当身体感受外邪的时候吃黄芪，就会把病邪留在体内。

用好本草 疾病不扰

家用本草养生智慧

❸ 肾病属阴虚、湿热、热毒炽盛者用黄芪会出现毒副作用。如果必须服用黄芪，阴虚患者必须配伍养阴药使用，如生地、熟地、玄参、麦冬、玉竹等；湿热患者必须配伍清利湿热药，如黄连、茵陈、黄芩等；热毒炽盛的患者必须配伍清热解毒药，如黄连、栀子、大黄等。

选 购要点
好的黄芪呈淡棕色或黄色。圆锥形，上短粗下渐细，表面有皱纹及横向皮孔，质坚韧，断面纤维状、显粉性，皮部黄色，木质部黄色有放射状纹理，味微甜，嚼之有豆腥味。

存 储方法
黄芪含糖类及淀粉类较多，应注意防潮、防蛀、防霉。保存前应先将黄芪晒干，再将其装在塑料袋里面，放在通风良好、有光照的地方。

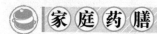

黄芪鸡汁粥

原料 母鸡1只（重1000～1500克），黄芪15克，粳米100克。

做法 先将母鸡去毛及内脏、剖洗干净，浓煎为鸡汁；取黄芪15克水煎2次取汁，加适量鸡汤及粳米共煮成粥，早、晚温热服食。

功效 益气血，填精髓，补气升阳，固表止汗。适用于久病体虚、气血双虚的贫血、乏力、自汗者。

黄芪鳝鱼汤

原料 黄芪30克，鳝鱼300克，生姜1片（切丝），红枣5枚（去核），大蒜、姜、盐、植物油各适量。

做法 黄芪、红枣洗净，大蒜洗净切段，鳝鱼杀后去肠杂、洗净、斩块。起油锅放入鳝鱼、姜、盐，炒至鳝鱼半熟，将全部用料放入锅内，加清水适量，武火煮沸后，文火煲1小时即可，饮汤吃鳝鱼肉。

功效 补气养血，健美容颜。适用于气血不足之面色萎黄、消瘦疲乏等。

第二章 补中益气药

　　关于黄芪，有一个感人的故事。古时候有一位善良的老人，名叫戴糁。他善于针灸治疗术，为人厚道，待人谦和，一生乐于救助他人。后来，由于救坠崖儿童而身亡。老人形瘦，面肌淡黄，人们以尊老之称而敬呼之"黄耆"。老人去世后，人们为了纪念他，便将老人墓旁生长的一种味甜具有补中益气、止汗、利水消肿、除毒生肌作用的草药称为"黄芪"，并用它救治了很多病人，在民间广为流传。

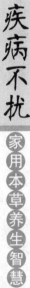

用好本草 疾病不扰

家用本草养生智慧

白术——健脾益气，燥湿利水

性味：性温，味苦、甘。

归经：归脾经、胃经。

别名：山芥、天蓟、山姜、山连、山精、乞力伽、冬白术等。

用法用量：6～12克，煎服或研末泡服。

适用人群：气虚、体虚者。

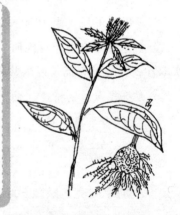

　　白术是著名的抗老强身药物之一，历代方书及医案记载颇多。如《神农本草经》说白术"作煎饵久服，轻身延年不饥"。《慈禧光绪医方选议》中收载了23个长寿、补益方剂，白术出现比率为69%，在64种药物中居第二位。

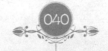

传 统功用

白术可健脾益气、燥湿利水、止汗、安胎，常用于脾虚食少、腹胀泄泻、痰饮眩悸、水肿、自汗、胎动不安。

中药新解

预防胃溃疡：白术中的丙酮提取物可明显减少胃液量，提高胃酸碱度，降低胃蛋白酶活性，保护胃黏膜，对压力性胃溃疡有显著的抑制作用。

护心血管：白术也可以扩张血管，对心脏则有抑制作用，剂量过大可导致停搏。

增强免疫力：白术能使白血球减少症者提升白血球，并且能促进细胞免疫，对正常机体的抗体生成有一定的促进作用。

抗肿瘤：白术对瘤细胞有细胞毒作用，能降低瘤细胞的增生率，减低瘤组织的侵袭性，提高机体抗肿瘤反应的能力。

应用指南

治脂肪肝，取炒白术 30 克，生地黄 30～40 克，炒枳实 15 克，按原方比例加大剂量，研成粗末，每次取药 50～60 克，用纱布包好，放在保温瓶中，用沸水冲泡，当茶饮用。

治术后便秘，取生白术 60 克，生地 30 克，升麻 3 克，以水煎服。本法对妇科、外科手术后便秘者有效。

治老年人自汗、气短、头晕，取白术 20 克，参须 10 克，浮小麦 15 克。煎水服用，每日 1 剂。

注意事项

① 服用白术忌桃、李、菘菜、雀肉、青鱼。

② 阴虚燥渴、气滞胀闷者忌服。

选 购要点

选购白术时，宜质坚硬不易折断，断面不平坦，黄白色至淡棕色，有棕黄色的点烘干者断角质样，色较深或有裂隙。气清香，味甘、微辛，嚼之略带黏性，以个大、质坚实、断面黄白色、香气浓者为佳。

第二章 补中益气药

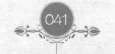

白术炮制后应贮于干燥容器内,置阴凉干燥处,防蛀。

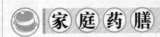 **家庭药膳**

白术粥

原料 白术 10 克,大米 100 克,白糖适量。

做法 将白术择净,放入锅中,加清水适量,水煎取汁,加大米煮粥,待熟时调入白糖,再煮一二沸即成,每日 1 剂。

功效 健脾益气,固表止汗。适用于脾胃亏虚、运化失常所致的脘腹胀满、纳差食少、倦怠乏力、自汗盗汗、小便不利、大便溏薄、胎动不安等。

益脾饼

原料 白术 30 克,干姜 6 克,红枣 250 克,鸡内金细粉 15 克,面粉 500 克。

做法 用纱布包扎与红枣共煮 1 小时,去掉药包,除去枣核,继续以小火煎煮,并把枣肉压拌成枣泥,放冷后与鸡内金细粉、面粉混匀,加水适量,和成面团,再擀成薄饼,以小火烙成饼。

功效 益脾,健胃,消食。常常随量食用,可治疗食欲不振、食后胃痛、消化不良、泄泻等症。

中药小故事

　　传说,在南极仙境有一只仙鹤,它衔着一支药草,想把它带到人间,种植在最好的地方。仙鹤来到了天目山麓上空,看到下界有一块盆地,那里依山傍水、向阳避风,于是仙鹤便降落下来,把口里衔着的仙草种了下去。据说,那株仙草就是白术。仙鹤日夜守护着仙草,白天除草、松土、浇水,晚上垂颈俯首,守护在旁。日子一长,仙鹤竟化成了一座小山,人称"鹤山"。

甘草——解毒祛邪，益气补中

性味： 性平，味甘。

归经： 入脾经、胃经、肺经。

别名： 甜草根、红甘草、粉甘草等。

用法用量： 2～6克，做主药时可用10克，煎服。

适用人群： 气虚、痰湿者。

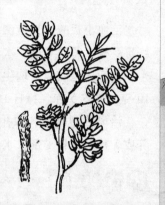

甘草是味普通而又重要的药物。说它普通，是因其药源丰富、药价低廉；说它重要，是因为在众多的中药方剂里，起着诸多方面的微妙作用。从远古开始，甘草就被医家所重视，我国现存的古代第一部中药学专著《神农本草经》把甘草列为"上品"。此外，因为甘草能调和诸药，所以还有"国老"的美称。

传统功用

甘草可益气补中、缓急止痛、润肺止咳、泻火解毒、调和诸药，适宜胃溃疡、十二指肠溃疡、神经衰弱、支气管哮喘、血栓静脉炎等患者。

中药新解

止咳祛痰： 甘草有明显的镇咳作用，祛痰作用也较显著，适用于咳嗽患者。

抗炎，抗过敏： 甘草能保护发炎的咽喉和气管黏膜。甘草浸膏和甘草酸对某些毒物有类似葡萄糖醛酸的解毒作用。

更年期综合征： 甘草常用来治疗随更年期而来的症状，因为甘草含有甘草素，是一种类似激素的化合物，它有助于平衡女性体内的激素含量。

第二章 补中益气药

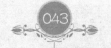

防癌，抗癌：甘草所含的次酸能阻断致癌物诱发肿瘤生长的作用，故可用来防癌、抗癌。

解毒：甘草对某些药物中毒、食物中毒、体内代谢产物中毒有一定的解毒能力。

应用指南

治血小板减少性紫癜，取生甘草 20～30 克，红色花生仁皮衣 3～10 克，红枣 5 枚。每日 1 剂，水煎取汁，时时饮之。连服 1～2 周见效。

治燥火型咳嗽，取生甘草 12 克，百部、桔梗、鱼腥草、沙参、桑白皮各 10 克，陈皮 5 片。每日 1 剂，水煎取汁，时时饮之。

治风热型咳嗽，取生甘草 12 克，百部、桔梗、鱼腥草、黄芩各 10 克，陈皮 5 片。每日 1 剂，水煎取汁，时时饮之。

注意事项

❶ 湿盛胀满，浮肿者不宜用。

❷ 甘草反大戟、芫花、甘遂、海藻。

❸ 久服较大剂量的生甘草，可引起浮肿等。

❹ 甘草不可与鲤鱼同食，否则会中毒。

选 购要点

选购甘草时，以外皮细紧、色红棕、质地坚实、体重、断面黄白色、粉性足、味道甜者为佳。

存 储方法

无论将甘草放在袋中还是密封罐中，都要将袋口或罐口密封好，以免受潮。如果一次购买的量要很久才能用完，最好将它放到冰箱中冷藏，可以延长保存期限。

家庭药膳

蜜枣甘草汤

原料 蜜枣 8 枚，生甘草 6 克。

做法 将蜜枣、生甘草加清水 2 碗煎至 1 碗，去渣。每日 2 次，饮服。

⦿功效 补中益气，解毒润肺，止咳化痰。适用于慢性支气管炎咳嗽、咽干喉痛、肺结核咳嗽等症。

甘草白术茶

⦿原料 白术15克，甘草3克，水600毫升，绿茶3克。

⦿做法 将白术、甘草加水，煮沸10分钟，加入绿茶即可。分3次温饮，再泡再服，日服1剂。

⦿功效 健脾补肾，益气生血。

中药小故事

在一个偏远山村里，有一位郎中，一天他外出给乡民治病，家里来了许多求医者。郎中的妻子想把这些人打发走，便去厨房找来几根干草棍子，切成小片，包成小包，分别发给那些来看病的人。没想到过了几天，这几个人拎着礼物登门答谢，他们以前有的脾胃虚弱，有的咳嗽多痰，可现在，吃了甜甜的"干草"后，他们的病全好了。从那时起，郎中就把"干草"当作中药使用，并正式为其改名为"甘草"。

刺五加——补虚扶弱，强筋健骨

性味：性微温，味辛、微苦。

归经：归脾经、肾经、心经。

别名：刺拐棒、坎拐棒子、一百针、老虎潦等。

用法用量：2～3克，煎服。

适用人群：气虚者。

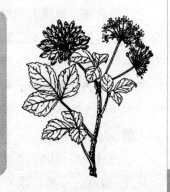

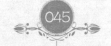

刺 五加自古即被视为具有添精补髓及抗衰老作用的良药，在《神农本草经》中被列为中品。原主产于黑龙江省山区，地方习称"老虎潦"，在日本则称为虾夷五加，而在前苏联又称为西伯利亚人参。刺五加属于补气药，具有补虚扶弱的功效，可来预防或治疗体质虚弱之症，滋补强壮，延年益寿。

传 统功用

刺五加可祛风湿、补肝肾、强筋骨、活血脉。主治风寒湿痹、腰膝疼痛、筋骨痿软、行动迟缓、体虚羸弱、跌打损伤、骨折、水肿、脚气、阴下湿痒等症。

中药新解

增强人体免疫力：刺五加含超氧化歧化酵素（SOD）复合物，SOD 具有良好的抗氧化功能，可增强人体免疫力、防止老化及促进健康。

调整心肌功能：刺五加含有丰富的葡萄糖、半乳糖、胡萝卜素。并且在配类糖体的还原基中（酒精、乙醇、氢氧基等有机化合物结合成的化合物），还具有刺激性荷尔蒙的作用，以及镇静和调整心肌能力的作用。

缓解偏头痛：刺五加具有改善缺血的组织微循环的作用，可缓解偏头疼。

止咳化痰：五味子中含有芝麻脂素，这种物质具有止咳、祛痰效果，也有抗结核杆菌的作用。

应用指南

治偏头痛，取刺五加根 30 克，研为细末，每次服 0.5 克，早、晚各 1 次。

治跌打损伤，取刺五加 100 克，研为细末，用适量黄酒调成糊状，将其蒸熟，待温度适中时，用纱布包成长方条形，外敷在患处，每天外敷 8～12 小时，可以循环利用 2～4 次。

治风湿及类风湿性骨痛，取刺五加 25 克，威灵仙 15 克，黄酒煎服，每日 1 剂，一日 2 次。

治阴囊湿疹，取刺五加、苦参各 100 克，水煎 20～30 分钟，先熏后洗，7 天为一疗程，一般治疗 1～2 个疗程。

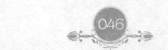

注意事项

阴虚火旺者慎服。

选 购要点
在选购时注意，一般新鲜、整齐度好的刺五加，质量比较不错。

存 储方法
药用叶可在 8 月采摘，干燥后保存。有的地区夏、秋两季挖取根部，洗净，剥取根皮，晒干后，放干燥处贮存。

家庭药膳

刺五加酒

原料 刺五加 65 克，白酒 500 毫升。

做法 将刺五加入酒内浸泡 10 天后服用。每服 20 毫升，日服 3 次。

功效 肠风痔血，跌打损伤，风湿骨痛。

刺五加粥

原料 刺五加皮 10 克，大米 100 克，白糖适量。

做法 将加皮择净，放入锅中，用冷水浸泡 30 分钟后，水煎取汁，加大米同煮为粥，待熟时调入白糖或冰糖，再煮一二沸即成，每日 1 剂。

功效 祛风利湿，补益肝肾，强筋健骨。适用于风湿痹痛、四肢拘挛、腰膝酸软、小儿行迟等，尤其适用于风湿痹痛兼肝肾不足者。

中药小故事

刺五加被用于临床已有悠久的历史。据传，历史上的鲁定公、王叔牙等人都曾长期饮用五加酒，而得以延年益寿。《桂香宝杂记》记载过一位鹤发童颜的老人，身体强壮，好像少年一般，他赶着骏马在山前奔驰如飞。书中的一首诗揭示了这位老人的长寿秘诀，"白发童颜叟，山前逐骝骓，问翁何所得？常服五加茶"。说明刺五加有强身益寿之功效。

第二章 补中益气药

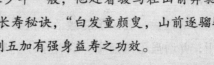

 # 五味子——益气生津，补肾宁心

性味：性温，味酸、甘。

归经：归肺经、心经、肾经。

别名：五梅子、山花椒、血藤子等。

用法用量：5～10克，煎服。

适用人群：气虚者。

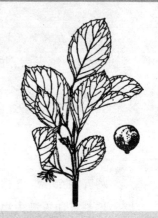

五味子是一种具有辛、甘、酸、苦、咸五味的果实，在一般只带有一两种药味的中药材当中，实属独特。这种五味俱全、五行相生的果实对人体五脏心、肝、脾、肺及肾发挥平衡的作用。

传统功用

五味子具有收敛固涩、益气生津、补肾宁心的功效。主要用于久嗽虚喘、梦遗滑精、遗尿尿频、久泻不止、自汗、盗汗、津伤口渴、短气脉虚、内热消渴、心悸失眠等症。

中药新解

修复受损的肝脏组织：五味子能促进肝脏的解毒过程、保护肝脏免受毒害，并能再生因滥用酒精、药物或肝炎而受损的肝脏组织。

增强心脏机能：五味子有利于组织细胞的氧气交换，也能平缓心跳频率和缓解高血压。

增进智能健全：五味子能激活神经系统，促进反应能力、精神集中力和协调作用，并增强思维清晰。这种小小的浆果有时也被用于治疗忧郁症，并且有助于改善烦躁和健忘问题。

应用指南

治糖尿病，取五味子5克，罗布麻6克，山楂15克。以开水冲泡，时时饮之。

治体虚型咳嗽，可用五味子5克，人参、麦冬各9克。水煎代茶饮用。

治盗汗，取五味子、山茱萸各6克，石斛10克。先将石斛水煎，再加山茱萸、五味子，用清水煎煮后服用，每日1剂，分为2次服用。

治失眠，取五味子6克，麦冬、党参各12克，酸枣仁、柏子仁各9克。用清水煎煮2次，合并药汁，时时饮之。

注意事项

凡表邪未解、内有实热、咳嗽初起、麻疹初期，均不宜服用。

选 购要点

选购五味子时，以粒大肉厚、色紫红、有油性者为佳。

存 储方法

将五味子置于通风干燥处保存，注意防霉。

家庭药膳

二子酒

原料 菟丝子100克，五味子50克，低度白酒100毫升。

做法 将菟丝子除去杂质、淘净、晒干，五味子去除果柄及杂质，洗净、晒干，与菟丝子同入酒瓶中，加酒后密封瓶口，每日振摇1次，浸泡10天后开始饮用。每天饮服2次，每次饮15毫升。

功效 补肾宁心，收敛固涩。主治肾阳不足型更年期综合征。本食疗方对男、女更年期综合征肾阳不足，出现性欲减退、夜尿频数、小便失禁、心悸失眠等症有较好的食疗功效。

鲈鱼五味子汤

原料 鲈鱼1条，五味子50克，料酒、精盐、葱段、姜片、胡椒粉、生油

各适量。

做法 将五味子浸泡洗净，将鲈鱼去鳞、鳃、内脏，洗净放入锅内，再放入料酒、盐、葱、姜、生油、清水、五味子，煮至鱼肉熟浓汤成，拣去葱姜，用胡椒粉调味即成。每周1剂，分数次食用，用量不限。

功效 补心脾，益肝肾。适用于心脾两虚、肝肾不足的心慌、心悸、多梦、失眠、健忘、乏力等症。

中药小故事

有一个少年叫苦娃，自幼父母双亡，靠给一个姓刁的员外做杂工活命。苦娃饱受员外的欺辱，渐渐病入膏肓，最后被刁员外扔在一片树林里。在苦娃昏睡之际，天边飞来一只喜鹊，口衔几粒种子，将它们撒在苦娃身边。苦娃醒来后发现周围长出了一株株小树，枝条上挂满了红里透黑的果子。他急忙摘下品尝，只觉五味俱全，没过一会儿病竟然好了。因为这种果子具有"五种味道"，人们就称其为"五味子"。

用好本草 疾病不扰

家用本草养生智慧

人体是"血肉之躯"，只有血足，才显得皮肤红润，面有光泽；只有肉实，才能肌肉发达，体形健美。人若不善于补血养血，就容易出现面色萎黄、唇甲苍白、肢涩、发枯、头晕、眼花、乏力、气急等血虚症。严重贫血者还极易过早出现皱纹、白发、脱牙、步履蹒跚等早衰症状。因此，对于血虚者来说，在日常应多适当进补一些富含"造血原料"的中药材，如阿胶、红枣、龙眼肉、当归等，对身体自然是大有益处的。

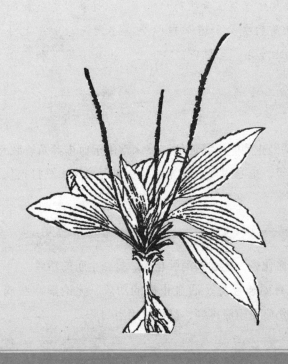

第二章

补血养血药

当归——补血活血，调经止痛

性味：性温，味甘、辛、微苦。

归经：归肝经、心经、脾经。

别名：秦归、西归、云归等。

用法用量：3～6克，煎服。

适用人群：血虚者。

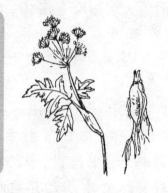

用好本草 疾病不扰

家用本草养生智慧

当归是被人们最为熟知的中药之一，有"十方九归"之说，民间有很多关于当归的药膳方和小偏方。之所以当归能成为中药大家族的"大众明星"完全是源于其宝贵的药用价值。在许多补养气血的药膳名方中，当归都是重要的成分，诸如当归生姜羊肉汤、十全大补汤、药蒸旱鸡，等等。由此可见，当归确实不愧为"血家圣药"和"妇科要药"。

传统功用

当归可补血活血、调经止痛、润肠通便。临床常用于血虚萎黄、眩晕心悸、月经不调、经闭、痛经、虚寒腹痛、肠燥便秘、风湿痹痛、跌打损伤、痈疽疮疡等。

中药新解

治疗痈疽疮疡：当归活血化瘀，能起到消肿止痛、排脓生肌的功效。

治疗风湿、腹痛：当归有温通经脉、活血止痛的功效。无论虚寒腹痛，或风湿关节疼痛，或跌打损伤瘀血阻滞疼痛，都可使用当归。

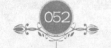

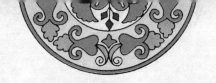

美容抗衰：当归能抑制黑色素的形成，对治疗黄褐斑、雀斑等色素性皮肤病收效良好，具有抗衰老和美容作用。

应用指南

治贫血，取当归15克，阿胶3克，红枣10枚，红糖适量。将当归、红枣水煎2次，合并药汁，阿胶打碎，与红糖放入碗中，用热药汁将阿胶、红糖溶化，早、晚饭前半小时服用。

治血虚型便秘，取当归、何首乌、肉苁蓉各10克，生地黄15克。将上述药煎煮2次，每次30分钟，调入蜂蜜，代茶饮用。

注意事项

① 儿童不宜服用当归。

② 怀孕期间不宜服用当归。

③ 慢性腹泻或腹部发胀者不宜服用当归。

④ 当归属甘、温、润之补品，热盛出血者禁服，湿阻满及大便溏泄者慎服。

⑤ 不可服用当归的精华油，因其有少量的致癌物质。

⑥ 有些当归注射液穴位注射可能引起过敏性休克，须特别注意。

选购要点

一般来说，颜色呈土棕色或黑褐色、根略呈圆柱形、根头略膨大、质较柔韧、断面为黄白色或淡黄色、香气浓郁的为最佳。

存储方法

当归应该存放于低温、干燥、通风、阴凉的地方，同时避免烈日暴晒，防虫蛀。

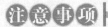 家庭药膳

香酥参归鸡

原料 仔鸡1300克，党参20克，白术10克，当归10克，姜块10克，熟地15克，精盐7克，花椒10克，五香粉1克，绍酒50克，菜油100克，葱头15克。

做法 将党参、白术、当归、熟地去净灰渣，烘干，制成粉末。仔鸡宰杀后取出内脏，宰去足爪，洗净。精盐、绍酒与中药末调匀，抹在鸡身内外，放入蒸碗内，加笼蒸熟透，取出拣去姜、葱、花椒。炒锅置武火上，下菜油烧至七成熟，将鸡入油锅炸成金黄色，至皮酥捞出。

功效 补血活血，补脾益气。适用于气血不足所致的头晕、眼花以及产后乳少等症。

当归羊肉羹

原料 当归25克，黄芪25克，党参25克，羊肉500克，葱、姜、料酒、味精、食盐各适量。

做法 羊肉洗净，将当归、黄芪、党参装入纱布袋内，扎好口，一同放入锅内，再加葱、生姜、食盐、料酒和适量的水，然后将锅置武火上烧沸，再用文火煨炖，直到羊肉烂熟即成，食用时加入味精。

功效 适用于血虚及病后气血不足和各种贫血。

当归米酒

原料 当归30克，米酒500毫升。

做法 当归洗净，放入瓶内，加入米酒，密封瓶口。每日摇1次，浸泡7日。每次饮30毫升，每日饮用2次。

功效 补血活血，通络止痛。适用于手臂活动不利、痛经等。

中药小故事

传说，有一对十分恩爱的夫妻。妻子患了重病，丈夫决定去深山为爱妻采药。临行前他对妻子说："如果我三年不归，那我可能是死了，你可以改嫁他人。"三年就这样过去了，丈夫没有回来，妻子迫于生计改嫁他人。谁知事隔不久，丈夫采药归来。妻子深感惭愧，便将丈夫送来的药大量服下，意欲自尽，结果反而把病治好了。后来，人们汲取"当归不归，娇妻改嫁"的悲剧教训，称这种药为"当归"。

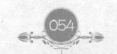

 # 熟地黄——滋补肾阴，填精补血

性味：性微温，味甘。

归经：归肝经、心经、肾经。

别名：熟地等。

用法用量：3～9克，煎服。

适用人群：血虚、阴虚者。

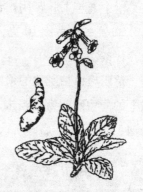

乾隆是历史上最长寿的皇帝，他尤擅养生之道。据记载，乾隆爱喝龟龄酒和松龄太平春酒，两种养生药酒中含多种中药成分，但巧合的是，其中都含有熟地黄。中药滋补名方六味地黄丸和四物汤中都能找到熟地黄的"身影"，足见其重要性。

传统功用

熟地黄微温甘润、质地滋腻，既补心肝之血，又滋肝肾之阴，为温补精血之要药。用于肝肾阴虚、腰膝酸软、骨蒸潮热、盗汗遗精、内热消渴、血虚萎黄、心悸怔忡、月经不调、崩漏下血、眩晕、耳鸣、须发早白。

中药新解

防止血栓形成：熟地黄可促进造血机能、增强免疫功能、降血糖、抑制脂肪分解。还可抗血小板聚集，显著抑制血栓的形成。

增强免疫力：熟地黄含梓醇、地黄素、甘露醇、维生素A类物质、糖类及氨基酸等，有强心、利尿、降血糖和升高外周白细胞、增强免疫功能等作用。

预防肿瘤：熟地黄可维持机体稳定，具有明显的抗肿瘤作用，并能诱导

第三章 补血养血药

055

体内的免疫细胞增生，增强其对肿瘤细胞的杀伤能力。

应用指南

治高血压病，症见头晕头痛、烦躁易怒、腰膝酸软等，用熟地黄 30 克，水煎煮 1 小时，取药液代茶饮，有滋阴养血降压的功效。

治中老年人肝肾阴虚证，见腰膝酸软、头晕目眩、耳鸣耳聋等症，用熟地黄 20 克，山萸肉 10 克，红糖少许。将熟地及山萸肉水煎 1 小时，加红糖调味，代茶饮。

治阴虚血枯所致的须发早白，取熟地黄 120 克，枸杞子 60 克，檀香 2 克。以上的药物研磨为粗粉末，用白布袋盛之，与白酒 1500 毫升共置入净器中，浸泡 14 日后，开启即可饮用。

注意事项

❶ 熟地黄味厚质重，性较腻滞，易生湿生痰、伤脾碍胃，阻滞气机。凡属于脾胃虚弱而食少便溏者、痰湿毒盛气机不畅者不宜服用。

❷ 用药时忌服萝卜、葱白、韭白、薤白。

选 购要点

熟地黄以色黑柔润、甘味浓、洁净无杂质者为佳。

存 储方法

熟地黄的贮存比较简单，一般放于阴凉、干燥、通风处即可。

家庭药膳

八珍汤

原料 熟地黄 15 克，当归、白术各 10 克，茯苓、白芍药各 8 克，川芎、炙甘草各 5 克，人参 3 克，生姜 6 克，红枣 3 克。

做法 将以上药物一同放入砂锅，水煎 30 分钟，取汁即可。每日 1 剂，分 2 次温服。

功效 补益气血。适用于面色苍白、头晕目眩、食欲减退、心悸怔忡等症。

熟地炖乌鸡

原料 熟地黄25克，乌鸡1只，猪瘦肉100克，生姜3片。

做法 乌鸡洗净，去脏杂和尾部；猪瘦肉洗净。一起与熟地黄、生姜下炖盅，加冷开水1500毫升（约6碗量），加盖隔水炖两个半小时，加精盐调味便可。

功效 补髓养血，滋补肝肾。可为中老年人秋凉时的养生汤饮。

中药小故事

公元1596年，张景岳见朝廷昏庸，决然弃戎从医，在归途中采药救民。一日，他路过柳庄，得知村中青壮年被征从戎，老幼妇孺饥寒交迫，以土茯苓为食，结果寒伤脾胃，惨死无数。张景岳急忙将随身所带的熟地黄分给众饥民，并劝村民到山野掘采生地黄，蒸晒成熟地黄代食。当他辞别乡亲父老时，村民们依依相送，由于村民只知其姓，未悉其名，因念其以熟地黄救命之恩，故纷纷呼之"张熟地"。

何首乌——补益精血，乌发强骨

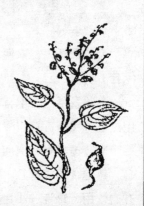

性味：性微温，味苦、甘、涩。

归经：归肝经、肾经。

别名：首乌、地精、赤敛、陈知白、赤首乌等。

用法用量：6～12克，煎服。

适用人群：血虚者。

何 首乌有生首乌与制首乌之分，生首乌主要用于缓泻通便；制首乌则长于补养。历代医家也十分看重何首乌的补养抗衰功效。宋代《开宝本草》说："何首乌，益气血，黑髭鬓，悦颜色，久服壮筋骨，益精髓，延年不老。"明代医药学家李时珍也称赞何首乌："益血养肝，固精益肾，健筋骨，乌髭发，为滋补良药。"

传 统功用

何首乌能补益精血、乌发强骨、解毒消痈、润肠通便，临床常用于血虚贫血、头昏目眩、心悸、失眠、腰膝酸软、须发早白、耳鸣、遗精、肠燥便秘、久病体虚、风疹瘙痒、疮痈、瘰疬、痔疮等。

中药新解

延缓衰老：何首乌能使脑和肝中蛋白质含量明显增加，提高老年机体脱氧核糖核酸（DNA）的修复能力。还能增加机体的核酸含量，增强血液中的超氧化物歧化酶（SOD）活性，对抗氧化，进而延缓衰老。

养血安神：何首乌能促进神经兴奋，充足气血，避免贫血造成的头晕目眩，红润颜面，去除皱纹，使人容光焕发，神采奕奕，能有效改善神经衰弱，提高睡眠质量。

调节免疫：何首乌中富含多种维生素、磷脂、微量硒、酮及其羟基化合物，这些物质都是有效的抗氧化剂，它们可使机体免受自由基的侵害，防止动脉粥样硬化。

应用指南

治眩晕耳鸣，取何首乌 30 克，山楂 30 克，陈皮 10 克。煎汤取汁，温服，每日 1 剂。

治须发早白，取首乌 15 克，黑芝麻 15 克。同煲饮服，有乌须黑发的作用。也可用制首乌、熟地、枸杞子各 15 克，水煎服。

治肾虚早衰，取何首乌、熟地黄各 50 克，低度白酒 500 毫升。先将制首乌、熟地黄切成薄片，浸泡于白酒瓶中。封紧瓶口，每日振摇 1 次，15 日后开始饮用，每晚一小盅（约 15 毫升）。

注意事项

① 平素大便溏薄者要忌食。

② 忌在铁器中煮食。

③ 不宜与猪肉、羊肉、萝卜、葱、蒜一起食用。

选购要点

真品何首乌的最大特点为外表面、断面均带红棕色，且断面有云锦状花纹。

存储方法

何首乌在贮存时，可以将其晒干，包装好，放置于干燥处。

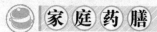 **家庭药膳**

何首乌酒

原料 何首乌150克，生地黄150克，白酒2000毫升。

做法 将何首乌洗净，切成块，生地黄洗净后切成片，待晾干水气同下入酒坛中，再将白酒倒入酒坛内，搅匀后封坛浸泡。每隔3日搅拌一次，约15天之后即可开坛滤去药渣饮用。每天饮用一次，每次10毫升。

功效 补肝益肾，养血补阴。适用于肝肾不足、须发早白、神经衰弱等症。无病少量常服，亦可强身益寿。

何首乌煮鸡蛋

原料 何首乌100克，鸡蛋2个，葱、生姜、食盐、料酒、味精、猪油各适量。

做法 将何首乌洗净，切成长3.3厘米、宽1.6厘米的块；把鸡蛋、何首乌放入铝锅内，加水适量，再放入葱、生姜、食盐、料酒等调料。将铝锅置武火上烧沸，文火熬至蛋熟，将蛋取出用清水泡一下，将蛋壳剥去，再放入铝锅内煮2分钟。食用时，加味精少许，吃蛋喝汤，每日1次。

功效 补肝肾，益精血，抗早衰。适用于血虚体弱、头晕眼花、须发早白、未老先衰、遗精、脱发及血虚便秘等症。

开宝年间，有一位姓何的老人自幼身体虚弱，直至50还未娶妻。一天，他在山上突见两棵藤，相隔约三尺，苗蔓相交，久而才解，解了又相交。他认定这是神奇的藤，于是将其挖回家中，泡酒服用。连服数月，他的身体渐渐好转。经人介绍，他娶了妻子，在十年内生有数男，至160岁而终。因老人在服用这种藤根后头发变得乌黑，人们便称其为"首乌"，又因老人姓何，人们又改称它为"何首乌"。

用好本草 疾病不扰

家用本草养生智慧

白芍——养血柔肝，缓中止痛

性味：性微寒，味苦、酸。

归经：归肝经、脾经。

别名：白芍、花子、白芍药、金芍药等。

用法用量：5～15克，煎服。

适用人群：血虚者。

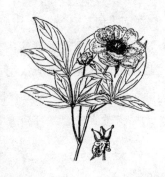

白芍是经常被用到的一味中药，是很多中药方子中必不可少的一种配药，在我国中药市场上需求量很大。它味道略呈酸性，属于凉性。白芍对于女性妇科疾病具有很好的治疗和滋养作用，临床上被大量用于治疗女性月经不调、生理期血量增加、血崩等症。另外，白芍具有良好的活血止痛作用，可以用来治疗身体上某器官疼痛、血液不通等现象。

传统功用

白芍可养血柔肝、缓中止痛、敛阴收汗。临床常用于治疗胸腹胁肋疼痛、泻痢腹痛、自汗盗汗、阴虚发热、月经不调、崩漏、带下等症。

中药新解

抗菌止痛：白芍有抗炎的作用，临床上对慢性胃炎、消化性溃疡、慢性肠炎、结肠易激惹综合征、急性黄疸型肝炎、慢性乙型肝炎、肝纤维化和肝硬化、坐骨神经痛、头痛、癫痫、冠心病、类风湿关节炎均有一定的作用。

改善心肌功能：白芍的有效成分是芍药苷，它具有增加冠脉流量、改善心肌血流、扩张血管、对抗急性心肌缺血、抑制血小板聚集等功效。

美容肤质：生白芍有养血的功效，可以治疗改善面色发暗萎黄以及面部有斑无光泽的症状，从而达到美容肤质的功效，与甘草同用更是可以延缓衰老。

应用指南

治痛经，可用白芍与干姜共为细末，月经来时，每日服1包。

治颈椎病，取白芍30克，葛根、鸡血藤、威灵仙各15克，木瓜、甘草各12克。水煎服，每日1剂，分早、晚2次服，连服10～30剂一般症状即可解除。

皮肤粗糙、萎黄、黄褐斑、色素沉着者，可用白芍配伍白术、白茯苓、甘草，这就是中医学上著名的三白汤。

治夜啼，取白芍3克，甘草1.5克，二味水煎（或隔水蒸），分2次服，每日1剂，连服3～5剂。

注意事项

❶ 白芍性寒，虚寒性腹痛泄泻者忌食。

❷ 小儿出麻疹期间忌食。

❸ 白芍不宜与藜芦同用。

选购要点

白芍以根粗长匀直、质坚实而重、不易折断、味微苦而酸、粉性足、表面洁净者为佳。

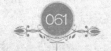

存 储方法
将白芍洗净，除去头尾及细跟，置于沸水中煮后除去外皮或去皮后再煮，晒干，放在阴凉、干燥处即可。

家庭药膳

白芍饮

原料 白芍 15 克，茯苓 20 克，白术 15 克，生姜 10 克，附片 15 克，红糖 20 克。

做法 将附片炙好，先煮 30 分钟去水，白芍、茯苓、白术、生姜洗净，切片。将以上药物放入炖锅内，加水适量。置武火上煮熟，再用文火煎煮 30 分钟，去渣，加入红糖搅拌均匀即成。

功效 消炎止泻。适用于慢性肠炎。

人参白芍麦冬饮

原料 人参 10 克，白芍 9 克，麦冬 9 克，白糖 10 克。

做法 人参、白芍润透切片，麦冬去心。把人参、冬麦、白芍放入炖杯内，加入清水 300 毫升。把炖杯置武火上烧沸，再用文火煮 25 分钟，加入白糖搅匀即成。

功效 益肾阴，补气血。适用于心律不齐属肾阴虚者。

中药小故事

相传，有人送给华佗一棵芍药，华佗把它种在屋前，觉得其平平常常，就没用它来治病。一天深夜，华佗在灯下看书，突然看见窗外有一女子在啼哭。华佗推门走出，不见半个人影，只见那女子站立的地方长着那棵芍药。事隔几日，华佗的夫人血崩腹痛，她瞒着丈夫，挖起芍药根煎水喝了。不过半日，腹痛渐止。自此，华佗才对芍药做了细致地研究，发现它不仅可以止血活血，还有镇痛、调经的功效。

用好本草 疾病不扰

家用本草养生智慧

红枣——益血止血，养心安神

性味： 性温，味甘。

归经： 归脾经、胃经、心经、肝经。

别名： 蒲枣、刺枣等。

用法用量： 6～15克，煎服、生吃、泡茶均可。

适用人群： 血虚、气虚者。

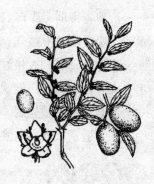

红 枣是补气养血的圣品，被誉为"百果之王"。经考古学家从新郑裴李岗文化遗址中发现枣核化石，证明枣在中国已有8000多年历史。早在西周时期人们就开始利用红枣发酵酿造红枣酒，作为上乘贡品，宴请宾朋。研究发现，红枣含有丰富的维生素A、B族维生素、维生素C等人体必需的多种维生素和18种氨基酸及矿物质，对人体极为有益。

传 统功用

红枣能补脾和胃、益气调营，并能益血止血、养心安神，常食红枣可治疗身体虚弱、神经衰弱、脾胃不和、消化不良、劳伤咳嗽、贫血消瘦等症。

中药新解

促进荷尔蒙分泌： 红枣含有蛋白质、多种氨基酸、胡萝卜素、维生素、铁、钙、磷物质，能促进女性荷尔蒙的分泌，加强胸部发育。

抗过敏： 红枣治过敏性紫斑，每天吃3次，每次吃10个，一般3天见效。

改善心肌功能： 红枣中含有大量的环磷酸腺苷，这种物质具有增强心肌收缩力、改善心肌功能的作用。

第三章 补血养血药

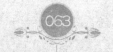

美容抗衰老：红枣中丰富的维生素 C 能减少黑色素的形成，预防色素沉着及老年斑的产生。维生素 A 有助于改进皮肤的水屏障特性，不会让皮肤干燥。B 族维生素有调节皮脂腺分泌的作用。常食红枣可使人面色红润，神采焕发。

应用指南

治脾胃虚弱、腹泻、倦怠无力，每日吃 7 个红枣，或用红枣、党参、白术煎汤服，能补中益气、健脾胃，达到增加食欲、止泻的功效。

治神经衰弱，去核红枣 50 克，桑葚 30 克，白糖适量。红枣、桑葚加清水小火煮烂，调入白糖饮服，每次适量。

治心脾两虚型失眠，红枣 30 克，葱白 5 根。将红枣和葱白洗净，放入锅中，加入适量清水，煎煮取汁即可。每日 1 剂，每晚 1 次，睡前饮服。

注意事项

❶ 红枣虽好，可常食用，但不可过量，吃多了会胀气，因此应注意控制食量。

❷ 红枣糖分丰富，不适合糖尿病患者吃；吃红枣后，要喝水漱口，否则容易蛀牙。

❸ 湿盛或脘腹胀满者忌食，湿热重、舌苔黄的人不宜食用。

❹ 有宿疾、食积、便秘者不宜多吃。

❺ 龋齿、牙病作痛及痰热咳嗽患者不宜食用。

选 购要点

好的红枣皮色紫红，颗粒大而均匀，果形短壮圆整，皱纹少，痕迹浅，皮薄核小，肉质厚而细实。如果皱纹多、痕迹深、果形凹瘪，则证明其肉质差或是未成熟的鲜枣制成的干品。

存 储方法

红枣可用稻壳灰贮藏。在地面上撒干稻壳灰约 1 厘米厚，摊一层红枣，再撒稻壳灰盖满红枣，再摊一层红枣。这种贮藏法能防潮、杀菌，枣粒干燥，效果较好。

用好本草 疾病不扰
家用本草养生智慧

红枣蜂蜜茶

原料 红枣（去核）150克，冰糖50克，蜂蜜250毫升。

做法 红枣洗净，放入锅中，加水350毫升煮熟，收干水分，捣成枣泥。再加入蜂蜜拌匀，盛在干净的玻璃瓶中，饮用时取1茶匙加入温开水即可。

功效 补血养神，有助睡眠。适用于神经衰弱、失眠多梦、气血不足者。

旱莲草红枣汤

原料 鲜旱莲草50克，红枣20枚。

做法 先将旱莲草和红枣洗净，一同放入锅中，加水适量，煨汤，熟后去渣，饮汤吃枣。

功效 滋补肝肾，养血止血。适用于胃及十二指肠溃疡出血、失血性贫血等。

当归红枣粥

原料 当归15克，红枣50克，白糖20克，粳米50克。

做法 先将当归用温水浸泡片刻，加水200毫升，煎成100毫升浓汁，去渣取汁，与粳米、红枣和白糖一同加水适量，煮至粥成。每日早晚温热服用，10日为一疗程。

功效 补血调经，活血止痛，润肠通便。适用于气血不足、月经不调、闭经痛经、血虚头痛、眩晕及便秘等症。

第三章 补血养血药

中药小故事

相传，世界上很早便有了枣，但那时的枣虽然香甜可口，却只能由青变白，颜色不好。一次，王母娘娘想到人间看看，巡至黄河附近便闻到一股沁人心脾的枣香，她循味来到一片枣林。王母娘娘看到枝头明亮的枣，禁不住顺手去摘，不慎被枣刺伤了手指，她的血滴到枣上，从此，白枣变成了红枣。因为王母娘娘的血为仙精所在，所以红枣便有了治病保健、补血养颜的功效。

阿胶——补血滋阴，美容养颜

性味：性平，味甘。

归经：归肺经、肝经、肾经。

别名：盆覆胶、傅致胶、驴皮胶等。

用法用量：3～5克，烊化服。

适用人群：血虚、阴虚者。

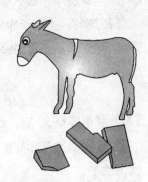

阿 胶，距今已有2500多年的历史，南朝·梁陶弘景说，出东阿，故名阿胶。我国第一部药物学专著《神农本草经》将其列为上品，称久服轻身益气。历代《本草》都将阿胶誉为圣药，从汉唐至明清一直是作为贡品进贡朝廷。数千年来我国民间尤其是南方广大地区冬令滋补、御病强身都会选择阿胶。

传 统功用

阿胶可补血滋阴、润燥、止血、美容养颜，常用于血虚萎黄、眩晕心悸、心烦不眠、肺燥咳嗽。

中药新解

补血止血：阿胶可促进造血，明显提高红细胞及血红蛋白含量，对缺铁性贫血和失血性贫血、咳血、吐血、便血、鼻出血、尿血、功能性子宫出血等出血症有很好的疗效。

抗癌：阿胶为放疗、化疗患者的辅助药品。阿胶还有促进健康人淋巴细胞转化作用，同时也能提高肿瘤患者的淋巴细胞转化率，可使肿瘤恶化减慢，症状改善，寿命延长。

用好本草 疾病不扰

家用本草养生智慧

美容养颜：阿胶通过补血而滋润皮肤，有利于皮肤保健，历代被作为女性美容佳品。

应用指南

治阴血不足、胎动不安、烦躁不宁、虚痨咳嗽，取阿胶 1 块，砸碎，红枣 50 克，糯米 100 克，红糖适量，加水熬制成粥状，适量服用。

治女性崩漏、功能性子宫出血，取阿胶 6 克，砸碎，葱白 3 根，蜂蜜 2 勺，先用一碗水煮葱白，沸后捞去，加入阿胶、蜂蜜炖化，睡前温服。

治贫血、产后血虚，取阿胶 1 块，砸碎，炖化，加入黄连、白芍、川芎水煎液，另加鸡蛋黄 2 个，搅匀，适量服用。

注意事项

1️⃣ 感冒病人不宜服用。

2️⃣ 凡脾胃虚弱、呕吐泄泻、腹胀便溏、咳嗽痰多者慎用。

3️⃣ 孕妇、高血压、糖尿病患者应在医师指导下服用。

选购要点

选购阿胶时，以外形平正色泽均匀、色乌黑、光亮、对光照呈半透明、无显著油泡及其他夹杂物、干燥、坚实不弯曲、经夏天热不软、断面光滑似玻璃、无异常腥臭味、能溶成水、水溶液近澄明、无显著混浊现象者为佳。

存储方法

可把阿胶贮于木箱（盒）内或者存于密封盒内，底层放少许石灰或其他吸潮剂，如硅胶或专用的食品干燥剂包，这样可防止阿胶因受潮而结饼、起霉花，放阿胶的容器需要放置于阴凉干燥处。

家庭药膳

胶芪枣汤

原料 阿胶 9 克，黄芪 8 克，红枣 10 个。

做法 黄芪、红枣水煎，沸后 1 小时取药汁。阿胶捣碎入药液中烊化，每日 1 剂。

功效 双补气血。适用于贫血症。

阿胶红茶

原料 阿胶 6 克，红茶 3 克。

做法 沸水冲泡，待阿胶溶化。趁温饮之。

功效 补虚滋阴，振奋精神。适用于血虚头晕、面色萎黄、血虚体质者。

中药小故事

　　阿城镇有一对夫妻，男的叫阿铭，女的叫阿娇。两人靠贩驴过日子。二人成亲五年后，阿娇有了身孕。不料，她产后因气血损耗，终日卧床不起。阿铭听说驴肉补身，便叫伙计们宰了一头驴。谁知这些人嘴馋，把驴肉全偷吃了。为了蒙混过关，他们把剩下的驴皮熬成一盆浓浓的汤，送给阿娇吃。几日过后，奇迹出现了，阿娇气血充沛，身体有了好转。此后，驴皮胶大补，是产妇良药，便在百姓间传开了。

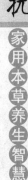

用好本草 疾病不扰

家用本草养生智慧

 # 山药——益气养阴，健脾补虚

性味：性平，味甘。

归经：归脾经、肺经、肾经。

别名：薯蓣、怀山药、淮山、山薯等。

用法用量：10～30 克，煎服。

适用人群：气虚、阴虚者。

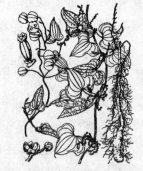

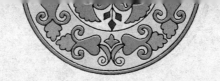

山 药为薯蓣科植物薯蓣的块根，是中医平补脾肺肾的中药材。最早记载于《山海经》和《神农本草》，被列为药上之品。山药还是历史悠久的传统保健食品。据记载，慈禧为健脾胃而吃的"八珍糕"中就含有山药。

传 统功用

山药能益肾气、健脾胃、益肺肾、止泄痢、化痰涎、补虚羸，对于食少便溏、虚劳、喘咳、尿频、带下、消渴等有很好的疗效。

中药新解

保持血管弹性：山药中的黏液蛋白能防止脂肪沉积在血管上，保持血管弹性，降低胆固醇，防止动脉粥样硬化，并能防止冠心病、高胆固醇血症的发生与发展。

治疗糖尿病：山药对维护胰岛素正常功能有一定作用。中医治疗糖尿病处方中常有山药单味使用，或与其他药物合用，效果更佳。

调节血脂：鲜山药富含多种维生素、氨基酸和矿物质，可以防治人体脂质代谢异常，以及动脉硬化。

延缓衰老：现代药理研究提示，山药含有的皂苷、糖蛋白、鞣质、脱落酸、山药碱、胆碱、淀粉及钙、磷、铁等具有诱生干扰素的作用，有一定的抗衰老基础。

应用指南

治脾胃虚弱型腹泻，取干山药 20 克，莲子、芡实、薏米各 10 克，大米 100 克。将上述药材和大米洗净，加清水适量，煮粥食用。

治阴阳两虚型糖尿病，取干山药、黄芪各 30 克，生地黄 15 克，天花粉、葛根各 10 克，猪胰 200 克。将上述药材和猪胰洗净，加清水适量，炖煮 1 小时，以盐调味，吃肉喝汤。

治肝阳上亢型高血压，取新鲜山药 60 克，切丁，决明子 15 克，鲜荷叶 30 克。将荷叶放入纱布袋中，与决明子水煎 15 分钟，再放入山药丁，小火煮 10 分钟，取汁，分早、晚服用，每次适量。

注意事项

① 山药养阴助湿，所以湿盛中满或有积滞、有实邪者不宜。

② 山药有收敛的作用，所以患感冒、大便燥结者及肠胃积滞者忌用。

③ 山药不要生吃，因为生的山药里有一定的毒素。

④ 山药不可与碱性药物同服。

选 购要点

选购山药时，以粗细均匀、表皮斑点较硬、切口带黏液者为佳。冬季选购山药时要注意，用手握住山药几分钟，如果山药未发热，就是受冻了，如果发热就是未受冻的。

存 储方法

山药保存和土豆、红薯比较类似，放置在通风、阴凉处即可。山药切口处容易氧化，可以先用米酒泡一泡，然后以吹风机吹干，再用餐巾纸包好，外围包几层报纸，放在阴凉墙角处即可。

家庭药膳

冰糖山药

原料 山药 750 克，冰糖 100 克。

做法 将皮削去并切成方块，加入冰糖、清水先用大火煮滚，再改小火煮烂（约 40 分钟）即可。

功效 山药软嫩香甜，具有健脾除湿，益肺固肾，益精补气之功效。

山药酒

原料 鲜山药 350 克，黄酒 2000 毫升，蜂蜜适量。

做法 先将山药洗净、去皮，切片，备用；再将黄酒 600 毫升倒入砂锅中煮沸，放入山药，煮沸后将余酒慢慢地添入；山药熟后取出，在酒汁中再加入蜂蜜，煮沸即成。

功效 健脾益气。适用于虚劳咳嗽、痰湿咳嗽、脾虚咳嗽或泄泻、小便频数等症。

有两个国家发生战争，强国赢了弱国。弱国军队逃进一座大山，强国几次强攻未果，便将山包围，坐等对方粮绝投降。谁知，一年后的某天，弱国军队从山中杀出，将强国打败。原来，山中长着一种植物，地下的根茎可以食用。于是，人吃根，马吃茎，人困马乏的军队变成了兵强马壮的劲旅。因为在山里遇见了这种药，所以有人称其为"山遇"。后来人们发现它有药用价值，便将"山遇"改为"山药"了。

 # 龙眼肉——补益心脾，养血安神

性味：性温，味甘。

归经：归心经、脾经。

别名：龙眼、比目、亚荔枝、元眼肉等。

用法用量：6～9克，煎服、生用均可。

适用人群：气虚、血虚者。

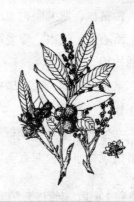

龙眼肉含有大量有益人体健康的微量元素，营养成分丰富，早已成为一味滋补良药。果实除鲜食外，还可制成罐头、酒、膏、酱等，亦可加工成龙眼干肉等。此外，龙眼的叶、花、根、核均可入药。经常吃些龙眼肉，对心脾两虚证及气血两虚证患者有补益功效，另外对产后妇女也很有益处。

第三章 补血养血药

传 统功用

龙眼肉可补益心脾、养血安神、敛汗、止泻，常用于头昏、失眠、心悸怔忡、贫血、健忘、脾虚泄泻、产后水肿。

中药新解

抗老防衰：龙眼中的营养物质能抑制人体内使人衰老的一种酶的活性，加上所含丰富的蛋白质、维生素及矿物质，久食可"使人轻身不老"。

补虚养身：龙眼能补气养血，对女性产后体虚乏力或营养不良引起贫血有良好的功效。

抑制子宫肌瘤：食用龙眼肉能够有效抑制子宫癌细胞，特别适合更年期妇女食用。

健脑益智：龙眼对神经衰弱、智力减退有很好的疗效，是健脑益智的佳品。

应用指南

治贫血，取龙眼肉 20 克，红枣 10 个，红糖适量，隔水炖服。

治心悸、失眠，取龙眼肉、炒酸枣仁各 10 克，芡实 12 克，用清水煎煮，睡前饮用。

治神经衰弱，取龙眼肉、酸枣仁各 10 克，五味子 5 克，红枣 10 个，水煎当茶饮。

女性产后坐月子期间、女性生理期之后，可用生姜、红糖、龙眼肉炖汤或者煲煮糖水，也兼有美容润肤的作用。

注意事项

❶ 龙眼宜鲜食，变味的颗粒不要吃。

❷ 多食龙眼肉易滞气，有上火发炎症状的时侯不宜食用。

❸ 龙眼性热助火，儿童及青少年应少食。

❹ 龙眼肉含糖分较高，糖尿病患者忌食。

❺ 女性盆腔炎、尿道炎、月经过多者忌食，孕妇忌食。

❻ 风寒感冒、消化不良之时忌食。

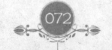

选 购要点
选购时，以颗粒较大、壳色黄褐、壳面光洁且薄而脆、肉色黄亮、质脆柔糯、味浓而甜者为佳。

存 储方法
将龙眼放入密封性能好的保鲜盒、保鲜袋里，存放在阴凉通风处，必要的时候可放入冰箱冷藏保存。

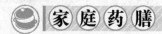 **家庭药膳**

龙眼红枣汤

原料 枣（干）300 克，龙眼肉 200 克，红糖或冰糖适量。

做法 把红枣、龙眼拣洗干净，红枣放在清水中浸泡 2 小时捞出，将红枣、龙眼肉放入锅中，加水熬煮 30 分钟，喝前放入红糖或冰糖调味。

功效 补心脾，益气血。适用于女性在产后调补身体。

龙眼山药汤

原料 桂圆肉 100 克，红枣 12 个，山药 300 克，砂糖半杯。

做法 红枣泡软，山药去皮、切丁，同放入清水中烧开，煮至熟软，放入龙眼肉及砂糖调匀，待龙眼肉煮至散开即可。可单独服用，也可佐餐服用。

功效 山药补气，红枣、龙眼肉补血，3 味合用，为女性补气补血、美容养颜的佳品。

龙眼肉粥

原料 龙眼肉 10 克，红枣 5 枚，大米 100 克，白糖适量。

做法 将龙眼去皮取肉，大米淘净，红枣去核，3 味一起放入锅中，加清水适量，煮为稀粥，每日 1～2 剂，可加白糖适量同煮服食。

功效 养心安神，健脾补血。适用于心血不足所致的心悸、失眠、健忘、贫血、脾虚泄泻、浮肿以及神经衰弱、自汗盗汗等。

第三章 补血养血药

在东海边，几乎家家种植龙眼树，人人皆食龙眼肉，这其中包括一个传说：相传，哪吒打死了东海龙王的三太子，还挖掉了三太子的眼睛。这时，正好有个叫海子的穷孩子生病了，哪吒便让他把龙眼吃了。海子吃了龙眼之后，困扰良久的疾病突然消失了。渐渐地，他长成了一个彪形大汉，活到了100多岁。海子死后，他的坟前长出一棵树，树上结满了像龙眼一样的果子，人们都称之为"龙眼肉"。

用好本草 疾病不扰

家用本草养生智慧

中医所说的"阴虚"是指精血或津液亏损的病理现象。而阴虚体质的人也正是因为体内津液亏少不能制火,从而出现口燥咽干、手足心热等虚热表现。火炽又会灼伤津液而使阴虚加重,二者常互相影响。阴虚体质的人性情急躁易怒,很容易上火,在日常养生中应注意滋阴降火、镇静安神。用药物滋阴,可选购一些性味平和的滋阴生津和滋阴养血药品。其中滋阴生津的有麦冬、石斛、玉竹、沙参等,滋阴养血的有黄精、女贞子等。

第四章

滋阴润燥药

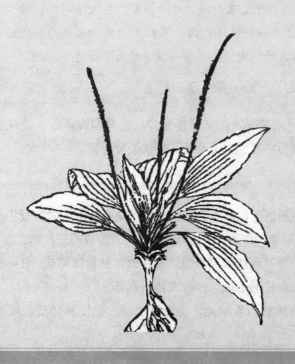

麦冬——生津益胃，清心润肺

性味：性微寒，味甘、微苦。

归经：归心经、胃经、肺经。

别名：麦冬、寸冬、麦门冬等。

用法用量：9～15克，煎服或泡茶饮用。

适用人群：阴虚者。

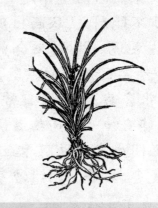

麦冬性甘寒质润，有滋阴之功，能养阴生津，润肺清心，既善于清养肺胃之阴，又可清心经之热，是一味滋清兼备的补益良药。因为麦须一般称作麦门，而麦冬似麦又有须，叶子似䅟，冬天不凋零，故又被称为"麦门冬"。民间还有一种说法，因其常栽于门前阶边，为护阶之草，故有"门"名；又因其叶似麦叶，冬季不凋，故有"麦冬"之称。

传统功用

麦冬入肺能润燥、入心能清火、入胃能生津，故有润肺清心、益胃生津的功效。主要用于治疗虚劳咳喘、口渴心烦、肠燥便秘等症。

中药新解

保护心血管系统：麦冬煎剂能显著提高实验动物耐缺氧能力，增加冠状动脉血流量，对心肌缺血有明显保护作用，并能抗心律失常及改善心肌收缩力。

抗血栓形成，改善微循环：现代研究表明，麦冬含多种甾体皂苷、β-谷甾醇、豆甾醇等，能够阻止血栓的形成，改善人体微循环。

降低血糖：麦冬具有协调胰岛素功能，能降低血糖，促使胰岛细胞恢复正常。

增强机体抗病能力：麦门冬有升高白细胞，延长抗体存在时间的作用，提高免疫功能，增强人体对疾病的抵抗力。

应用指南

治阴虚血燥型闭经，取麦冬、生地黄、白芍、地骨皮各 10 克，用沸水冲泡，盖上盖子闷 30 分钟，喝完后再倒入开水浸泡，每天换 1 次药材。

治阴虚热盛型糖尿病，取麦冬 30 克，咸橄榄 4 枚，芦根 20 克，将以上各味药加清水煎煮，每日饮用 2 次，每次适量。

治疗萎缩性鼻炎，取麦冬 12 克，百合 10 克，梨 1 个，胖大海 4 枚，将前 3 味煎水取汁，再加入胖大海闷一会儿具有养阴润燥的功效。

注意事项

① 消化不良及外感风寒咳嗽者不宜服用。

② 麦冬性寒，如因脾胃虚寒而不敢吃凉的食物及容易腹泻的人群不宜服用。

③ 麦冬与款冬、苦瓠、苦参、青襄相克。

选购要点
优质麦冬呈纺锤形，两端略尖，表面黄白色或淡黄色，有细纵纹，质柔韧，断面黄白色，半透明，中柱细小，气味微香。

存储方法
麦冬含有黏性糖质，易吸潮泛油，若需长时间保存，应放置在密闭容器中，冷藏并避光保存。

家庭药膳

麦冬炒芦笋

原料　麦冬 20 克，芦笋 250 克，料酒 10 克，精盐 4 克，味精 3 克，姜 5 克，葱 10 克，植物油 35 克。

做法　将麦冬用清水浸泡一夜，锤扁，取出内梗，洗净；芦笋洗净，切 3 厘米长的段；姜切片，葱切段。将炒锅置武火上烧热，加入植物油，烧至六成热，加入姜、葱爆香，随即加入芦笋、麦冬、料酒、精盐、味精炒熟即成。

第四章　滋阴润燥药

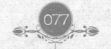

功效 抗癌，滋阴，清热。

麦冬烧豆腐

原料 麦冬 20 克，豆腐 300 克，料酒 10 克，精盐 4 克，味精 3 克，姜 5 克，葱 10 克，植物油 35 克。

做法 将麦冬用清水浸泡一夜，锤扁，取出内梗，洗净；豆腐洗净，切成 2 厘米见方的丁；姜切片，葱切段。将炒锅置武火上烧热，下植物油，烧至六成热时，下入姜、葱爆香，随即下入麦冬、料酒、豆腐、精盐、味精即成。

功效 滋阴清热，利尿，减肥，降压。

中药小故事

　　麦冬在禹州被人们称为"禹韭"。禹韭之名的来历有一个传说：大禹治水成功以后，地里的庄稼丰收了，老百姓种的粮食吃不完，大禹就命令把剩余的粮食倒进河中，河中便长出了一种草，即麦冬。人们称此草为"禹余粮"，由于这种草产于禹州，叶窄而细长，形似韭菜，所以人们又叫它"禹韭"、"禹霞"。

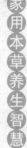
百合——养阴清热，宁心安神

性味：性微寒，味甘。

归经：归心经、肺经。

别名：百合蒜、夜合花、蒜脑薯等。

用法用量：10～30 克，煎服。

适用人群：阴虚者。

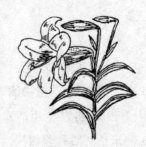

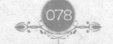

百合在中国寓意为"百年好合""百事合意"之意。百合分为食用百合和药用百合。前者为百合科植物大百合，后者则是百合科植物卷丹、百合或细叶百合的干燥肉质鳞叶。百合性微寒，味甘微苦，归心、肺经，有养阴润肺、清心安神之功效，适用于肺虚劳咳所致的干咳少痰、痰中带血及热病后期虚烦失眠等，被古人称为"渗利和中之美药"。

传统功用

能养阴清热、润肺止渴、宁心安神，治肺结核久咳、阴虚咳血、潮热肺痈、热病后余热未清、虚烦惊悸、神志恍惚、失眠多梦、脚气浮肿等症。

中药新解

美容养颜：百合含有丰富黏液质及维生素，促进皮肤细胞新陈代谢。

防癌抗癌：百合含有多种生物碱，对白细胞减少症起预防作用，提升血细胞，对化疗及放射性治疗后细胞减少症有治疗作用。

润肺止咳：新鲜百合中所含的黏液质，具有润燥清热作用。

应用指南

治神经衰弱、心烦失眠，取百合25克，菖蒲6克，酸枣仁12克，水煎，每日服1剂。

治耳聋或耳痛，取干百合研末，以温开水服6克，每日2次。

治神经衰弱、心烦失眠，取百合25克，菖蒲6克，酸枣仁12克，水煎，每日服1剂。

治肺病咯血、咳嗽痰血、干咳咽痛，取百合、旋覆花各等份，研为细末，加蜜水，每日服3次。

注意事项

❶ 百合因为有一定毒性，建议使用前向医师咨询。

❷ 脾胃不佳、风寒咳嗽、虚寒出血者、大便干结难解、腹部胀满忌食百合。

❸ 直接接触生的百合球茎可能会引起皮肤瘙痒，吞噬生的球茎可能会引起呕吐、腹泻等症状。

第四章　滋阴润燥药

选 **购要点**
选购新鲜的百合，以个大、颜色白并瓣均、肉质厚、底部凹处泥土少者为佳。选购干百合以干燥、无杂质、肉厚和晶莹剔透者为佳。

存 **储方法**
新鲜百合直接放在冰箱内存储即可。干百合需要装在干燥容器内并密封，放置在冰箱或通风干燥处保存。

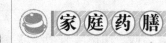 **家庭药膳**

百合银花粥

原料 百合50克，银花10克，粳米100克，白糖适量。

做法 百合洗净，银花焙干为末备用。先将粳米淘净，煮至粥浓稠时再放百合煮10分钟，起锅前放入银花末及适量白糖即可。

功效 清热消炎，生津解渴。适于咽喉肿痛、易"内火"旺盛的人群。

绿豆百合粥

原料 绿豆100克，粳米、鲜百合各50克，冰糖或白糖适量。

做法 绿豆、粳米洗净，加水适量煮熟，再加入鲜百合略煮片刻即可。在食用前，加入白糖或者冰糖调味。

功效 清热解毒，利水消肿。适于咽喉干咳、热病后余热未尽、烦躁失眠等症的治疗。

中药小故事

东海有一伙海盗，抢了一个渔村，他们劫财之后，还把村里的妇女儿童劫走，扔在了一座孤岛上。大家饿得头昏眼花，就在岛上找吃食。有个妇女挖来一种像蒜头的食物，煮熟后非常香甜，大伙便以它为食。第二年，一条船经过孤岛，岛上的人才获救。因为这种貌似"蒜头"的药草救过他们的命，而在岛上遇难的妇女和孩子合起来一共百人，所以人们就称它为"百合"。

左侧竖排：用好本草 疾病不扰　家用本草养生智慧

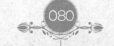

沙参——清肺化痰，养阴润燥

性味：性微寒，味甘。

归经：归胃经、肺经。

别名：泡参、南沙参、泡沙参等。

用法用量：6～12克，煎服或泡茶饮。

适用人群：阴虚、气虚者。

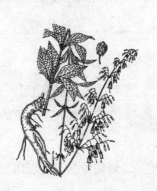

沙参是中医常用的一味补药，沙参的补与党参、人参的补不同，属于清补。有的人长期肺气亏虚，使用人参补益后，容易上火，而沙参就不会。沙参分为北沙参和南沙参，二者均能养阴清肺、益胃生津。其中，北沙参滋阴作用较好，南沙参养阴之力虽不及北沙参，但兼能化痰、益气，故气津不足及燥咳痰黏难咳者尤为多用。

传统功用

沙参具有清肺化痰、养阴润燥、益胃生津的功效。临床常用于阴虚发热、肺燥干咳、肺痿痨嗽、痰中带血、喉痹咽痛、津伤口渴等症。

中药新解

提高放疗、化疗完成率：沙参具有滋阴生津、清热凉血之功，配合放疗、化疗用于肿瘤患者，尤其是对晚期肿瘤患者血枯阴亏、肺阴虚之肺癌、消化道肿瘤术后气阴两虚或因放疗而伤阴引起的津枯液燥者，具有较好的疗效。

镇痛、强心：现代研究表明，北沙参含有生物碱、挥发性油等，具有降低体温、镇痛、强心等作用。

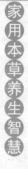

应用指南

治神经衰弱，取沙参 15 克，牡丹皮 10 克，山栀 10 克，白芍、当归、茯神、酸枣仁、合欢皮各 10 克，远志 12 克，水煎，每日 1 剂。

治咽喉肿痛，取沙参、生地黄各 15 克，金银花、连翘、板蓝根各 12 克，大青叶 10 克，甘草 3 克。将上药共研细末混匀，水泛为丸，每次 6 克，以蜂蜜送服。

注意事项

❶ 本品性微寒，所以风寒感冒咳嗽忌用。

❷ 脾胃虚寒者慎用。

❸ 传统认为不宜与藜芦一起应用。

选存

选购要点

选购沙参时，以粗细均匀、肥壮、色白、无硫熏、质地坚实者为佳。

储存方法

用塑料袋包好北沙参，将其放进密封罐里，然后置于干燥处，以避免受潮发霉。

家庭药膳

沙参玉竹老鸭汤

原料 北沙参 60 克，玉竹 50 克，芡实 20 克，生姜 2 片，老鸭 1 只（约 800 克）。

做法 将北沙参、玉竹、芡实、生姜洗净，老鸭杀后去毛及内脏。全部用料放入砂锅内，加清水适量，武火煮沸后，文火煲 2 小时，调味即可。分数次饮汤，吃鸭肉。

功效 滋阴润肺，清补。适用于干咳痰少、劳热、消渴肠燥便秘者。

沙参玉竹莲子百合汤

原料 沙参 50 克，玉竹、莲子、百合各 25 克，鸡蛋 1 个，白糖适量。

做法 将沙参、玉竹、莲子、百合洗净，同鸡蛋连壳一起下锅，同炖半小时，取出鸡蛋除壳，再同炖至药物软烂，食鸡蛋饮汤，可加白糖调味。

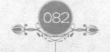

功效 滋阴清热，润肺止咳。适用于治气虚久咳、肺燥干咳、口干口渴等。

中药小故事

从前，有一个种沙参的青年，人称张大哥。他为人勤快，所以他种的沙参长得特别好，比财主"斜巴眼"家的好上几倍。转眼到了沙参收获的季节，张大哥的沙参却被"斜巴眼"偷走了，张大哥急得昏了过去。等他醒来后，身边坐着一位美丽的姑娘。原来，她就是沙参姑娘，见张大哥勤劳善良，又如此珍爱沙参，愿同他结为夫妻。于是，二人来到长白山脚下共同种植沙参，他们的爱情故事被后人传为佳话。

 # 石斛——益胃生津，滋阴清热

性味：性微寒，味甘。

归经：归胃经、肾经。

别名：石兰、吊兰花、金钗石斛、枫斗等。

用法用量：6～15克，煎服。

适用人群：阴虚者。

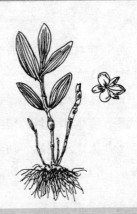

石斛，兰科植物之一，主要分布于亚洲热带和亚热带，澳大利亚和太平洋岛屿，我国大部分分布于西南、华南、台湾等地。石斛的主要品种有金钗石斛、密花石斛、鼓槌石斛等。石斛可入药，据《本草备至》叙述，它对人体有驱解虚热、益精强阴等疗效。诸如"石斛夜光丸"就是用"美花石斛"等制成的。

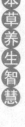

传 统功用

石斛具有益胃生津、滋阴清热的功效，主治胃有虚热、津液不足、口中干渴、饮食不香、病后虚热、目暗不明等症。

中药新解

抗衰老，提高免疫力：石斛能显著提高超氧化物歧化酶（SOD）水平，降低过氧化脂质（LPO），调节脑单胺类神经介质水平，抑制类似单胺氧化酶（MAO），起到延缓衰老的作用。

提高心脑血管功能：石斛含有酯类成分，具有活血化瘀、扩张血管及抗血小板凝结等作用，能治疗血栓闭塞性脉管炎、脑血栓形成、动脉硬化性闭塞等病症。

治疗消化系统疾病：石斛对肠管有兴奋作用，可使收缩幅度增加，对慢性萎缩性胃炎能收到独特、满意的效果。

治疗眼科疾病：石斛对眼科疾病有明显的治疗作用，白内障、青光眼、视神经炎患者可酌情服用。

应用指南

夜盲症患者，可取石斛、仙灵脾各30克，苍术15克，共研细末，每服6克，每日3次。

胃有虚热、津液不足、口中干渴、饮食不香者，单用本品适量，水煎代茶饮用，有生津养胃、帮助消化之功。

老年人血压偏高，动脉硬化，视物不清，取石斛30克，桑寄生、罗布麻各9克，以水煎服，有防治的作用。

注意事项

❶ 石斛不宜与僵蚕、雷丸、巴豆同用。

❷ 热病早期阴未伤者，温湿病未化燥者，脾胃虚寒者不宜服用。

选 购要点

选购石斛以表面黄绿色、光滑或有纵纹、节明显、质柔韧而实、断面较平坦、肉质多汁、味微苦而回甜、嚼之有黏性者为佳。

存 **储方法**
石斛置在通风阴凉处，避免阳光直射。

家庭药膳

石斛麦冬瘦肉汤

原料 麦冬 10 克，石斛 12 克，百合 10 克，猪肉 250 克，精盐适量。

做法 猪肉洗净后切块，麦冬、石斛、百合洗净。将猪肉及麦冬、石斛、百合放入电砂煲中，加入 1000 毫升水煲 1 小时，然后加适量精盐调味即可。

功效 健脾开胃，生津解渴。如患肝硬化病，肝区有轻度胀痛和不适、日渐消瘦、精神疲乏、食欲不振、齿龈出血，可用此汤佐膳。

石斛老鸭汤

原料 石斛 5 克，鸭腿 2 只，火腿数片，老姜 1 块，料酒 1 小杯，精盐适量。

做法 石斛洗净，用水浸泡 10 分钟；鸭腿过沸水后切成块，将焯过水的老鸭块加入精盐、生姜块、火腿片、料酒、清水，炖 20 分钟；将炖好的鸭汤与泡好的石斛一同装入炖盅里，放进蒸箱蒸 1 小时后，调味即可。

功效 健脾利水，益气养阴。适用于脾胃气虚引起的食欲不振、肢体乏力或胃阴不足引起的舌干口渴、虚热不退等症。

中药小故事

相传，两千多年前，秦始皇身边有一个叫徐福的术士。一日他梦见身处一座高山上，一株绿色的奇草尤为引人注目，枝干上盛开着几朵鹅黄色的小花，花瓣中点缀着一颗晶莹剔透的玉露。旁立有一块美玉，内蕴"紫楹仙姝"四个大字。秦始皇得知大悦，立即颁旨令徐福带三千童男童女去寻找紫楹仙姝。据说，这紫楹仙姝就是居"中华九大仙草"之首的"野生铁皮石斛"，其中的"紫楹"即"滋阴"之意。

第四章 滋阴润燥药

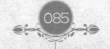

 # 黄精——补气养阴，健脾润肺

性味：性平，味甘。

归经：归脾经、肺经、肾经。

别名：老虎姜、鸡头参、野生姜等。

用法用量：10～30克，煎服。

适用人群：气虚、阴虚者。

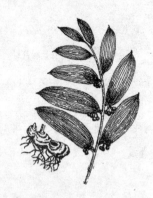

黄精为百合科植物滇黄精、黄精或多花黄精的干燥根茎。根据原植物和药材性状的差异，黄精可分为姜形黄精、鸡头黄精和大黄精三种，三者中以姜形黄精质量最佳。黄精性平和，作用缓慢，可作久服滋补之品，补脾气，兼补脾阴，又有润肺生津、益肾补精的作用，并且无大补温燥之品可能带来的副作用。

传统功用

黄精可补气养阴，健脾，润肺，益肾。主治阴虚劳嗽、肺燥咳嗽、脾虚乏力、食少口干、消渴、肾亏腰膝酸软、阳痿遗精、耳鸣目暗、须发早白、体虚羸瘦等症。

中药新解

治疗糖尿病：黄精浸膏对肾上腺素引起的血糖过高呈显著抑制作用，对糖尿病很有疗效。

抗菌消炎：黄精中含有一种细针状晶体，是抗菌有效成分，对伤寒杆菌、金黄色葡萄球菌及多种皮肤真菌均有抑制作用。

降低血压：黄精对心肌具有保护作用，能使冠状动脉的血流量明显增加，

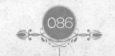

能提高血管中酶的活性，能缓慢地降低血压。

应用指南

治疗糖尿病，可用黄精15克，山药15克，知母、玉竹、麦冬各12克，水煎服，对本病见口渴多饮、体倦乏力属气阴两虚者有效。

治疗冠心病，可用黄精40克，赤芍20克，以水煎，每日1剂，每天服用3次。

治咳嗽痰少、干咳无痰、咳血，可用黄精30克，冰糖50克，将二者熬至熟烂。每日2次，吃黄精喝汤。

注意事项

① 服用黄精忌食酸、冷食物。

② 黄精易缩肾水，年纪大者不宜多食。

③ 黄精性质滋腻，易助湿滞气，故脾虚有湿、腹满胀气、咳嗽痰多、中寒泄泻、大便稀溏者，应慎用或禁用。

选　购要点

选购黄精以质硬脆或稍柔韧、易折断、断面黄白色、颗粒状、味微甜者为佳。

存　储方法

黄精放置通风干燥处，防霉，防蛀。

家庭药膳

黄精玉竹猪胰汤

原料　黄精24克，玉竹30克，猪胰1具，酱油、精盐各适量。

做法　将三物共入砂锅内加水慢火煮熟，加入适量酱油和精盐，即可饮汤食肉。

功效　滋养胃阴、润肺止渴。适合糖尿病属肺胃阴虚者食用。

黄精粥

原料　黄精20克，粳米100克。

做法　先将黄精煮汁，去药渣，再入粳米一起煮，粥熟后加白糖食用。

功效 对脾胃虚弱、干咳无痰、咳血等有滋补作用。

中药小故事

　　有个穷苦家的女孩叫黄精，生得一副好容貌。财主想讨她做小老婆，黄精不肯，一狠心便跳了悬崖。没想到她落到半山腰被一棵树拦住，摔到树边的斜坡上。几天过去，黄精又饥又渴，只好用身边一些开着白花的野草根充饥。就这样过了半年，黄精发现身体越来越轻盈，于是她顺着一根黄藤爬上了山顶。因为黄精姑娘发现了神奇的药草，并推广给世人，所以大家为这种药草起名为"黄精"。

用好本草 疾病不扰

家用本草养生智慧

玉竹——润肺滋阴，养胃生津

性味：性平、微寒，味甘。

归经：归肺经、胃经。

别名：铃铛菜、竹根七、玉竹参等。

用法用量：15～30克，煎服。

适用人群：阴虚者。

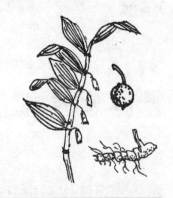

　　玉竹为百合科多年生草本植物，以根入药。《本草经集注》中称其"茎干强直，似竹箭杆，有节"，故有"玉竹"之名。医学上将玉竹用作滋补药品，并可作高级滋补食品、佳肴和饮料。《本草正义》上说玉竹"治肺胃燥热，津液枯涸，口渴嗌干等症，而胃火炽盛，燥渴消谷，多食易饥者，尤有捷效"。

传 统功用

玉竹具有养阴、润燥、除烦、止渴的功效，临床常用于热病伤阴、咳嗽烦渴、虚劳发热、消谷易饥、小便频数等症。

中药新解

强心：玉竹富含甾苷，具有强心的作用。

美容养肤：玉竹富含维生素A，具有养阴生津、美容护肤的功效，能够改善皮肤干裂粗糙，使肌肤变得柔软润滑。

防治动脉硬化：玉竹注射液对高甘油三酯血症有一定的治疗作用。对动物动脉粥样硬化斑块的形成（肉眼观察）有一定的缓解作用。

调节血糖：玉竹具有降血糖、调血脂和抗脂质过氧化作用，可明显改善糖尿病的糖脂代谢紊乱。

应用指南

治心血管疾病，如冠心病；可取玉竹12克，水煎，代茶饮用。

治久咳痰少、气虚乏力，可用玉竹20～50克，猪瘦肉250克，同煮汤服食。

治秋燥伤胃阴，取玉竹、麦冬各15克，沙参10克，生甘草5克。水5杯，煮取2杯，分2次服。

治贫血、面色萎黄、气阴两伤、病后体弱，可用玉竹、首乌、黄精、桑葚子各10克，以水煎服。

注意事项

❶ 玉竹畏咸卤。

❷ 痰湿气滞者不宜服用。

❸ 脾虚便溏者慎服。

选 购要点

选购玉竹以表面黄白色或淡黄棕色、质硬而脆或稍软、易折断、断面角质样或显颗粒性、气微、味甘、嚼之发黏者为佳。

存 储方法

玉竹置于通风干燥处，避免阳光直射。

第四章 滋阴润燥药

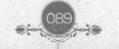

银耳玉竹汤

原料 银耳15克，玉竹25克，冰糖适量。

做法 银耳用清水浸泡至软，洗净，与玉竹、冰糖同入砂锅内加适量清水煮汤。温服，日服2次。

功效 滋阴消热。适合胃阴不足而口干、口渴者服用。

玉竹蜂蜜膏

原料 玉竹1000克，蜂蜜250克。

做法 将玉竹洗净，磨成粗末，加水熬煮3次，然后去渣，浓缩。把蜂蜜放入浓缩的玉竹汁内调成膏，装瓶。每日早、晚空腹服30克，温开水送服。

功效 抗衰老，滋润皮肤。

玉竹粥

原料 玉竹15克，粳米100克，冰糖适量。

做法 将玉竹洗净放入砂锅，加清水800毫升煎取汁液，再加入淘洗干净的粳米，与汤汁同熬粥，待粥将熟时加入冰糖调匀即可。早、晚热服，连服5日，间隔1～2日，可再连服5日。

功效 补肺养胃，生津止渴。适用于中老年人肺阴不足、肺燥咳嗽、干咳少痰、烦渴口干、咽干舌燥等症，并有延年益寿、护肤美容的功效。

中药小故事

相传，唐代有一个宫女，因不堪忍受皇帝的蹂躏逃出皇宫，躲入深山老林之中。无食充饥，便采玉竹为食，久而久之，身体轻盈如燕，皮肤光洁似玉。后来，宫女与一个猎人相遇，结庐深山，生儿育女。到了60岁时宫女与丈夫及子女返回家乡，家乡父老见她依然是当年进宫时的青春容貌，惊叹不已。由此才发现玉竹有驻颜润肤、祛病延年的功效，成为后世人的滋阴补血之品。

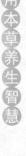

桑葚——滋阴补阳，生津止渴

性味：性微寒，味甘、酸。

归经：归心经、肝经、肾经。

别名：桑果、桑枣等。

用法用量：9～15 克（干品），煎服。

适用人群：阴虚者。

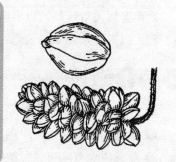

桑葚历来具有食用及中药材之用。早在 2000 多年前，桑葚已是中国皇帝御用的补品。无论是传统医学还是现代医学都视桑葚为防病保健之佳品。国家卫生部把桑葚列为"既是食品又是药品"的农产品之一。

传统功用

桑葚具有滋阴补阳、补血活血、生津止渴、润肠燥的功效，主治阴血不足而致的头晕目眩、耳鸣心悸、烦躁失眠、腰膝酸软、须发早白、消渴口干、大便干结等症。

中药新解

防止血管硬化：桑葚中含有脂肪酸，主要由亚油酸、硬脂酸及油酸组成，具有分解脂肪、降低血脂、防止血管硬化等作用。

健脾胃，助消化：桑葚中含有鞣酸、脂肪酸、苹果酸等营养物质，能帮助脂肪、蛋白质及淀粉的消化，故有健脾胃助消化之功，可用于治疗因消化不良而导致的腹泻。

乌发美容：桑葚中含有大量人体所需要的营养物质，还含有乌发素，能

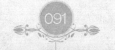

使头发变得黑而亮泽，可用来美容。

应用指南

治闭经，可取桑葚15克，红花3克，鸡血藤12克，加黄酒和水煎，每日2次，温服。

治自汗、盗汗，可取桑葚子、五味子各10克，水煎服，每日2次。

治风湿性关节疼痛，可取鲜桑葚30～60克，水煎服。或服用桑葚膏，每服1匙，以温开水和少量黄酒冲服。

注意事项

① 脾虚便溏者亦不宜吃桑葚。

② 桑葚含糖量高，糖尿病患者应忌食。

③ 桑葚中含有溶血性过敏物质及透明质酸，过量食用后容易发生溶血性肠炎。

④ 少年儿童不宜多吃桑葚。因为桑葚会影响人体对铁、钙、锌等物质的吸收。

⑤ 熬桑葚时忌用铁器，桑葚会分解酸性物质，跟铁会发生化学反应而导致中毒。

选购要点

买桑葚的时候要注意选择颗粒比较饱满、厚实、没有出水、比较坚挺的，如果桑葚颜色比较深，味道比较甜，而里面比较生，就要注意了，这种有可能是经过染色的桑葚。

存储方法

新鲜桑葚买来应该尽快食用，在冰箱存放不宜超过一天。桑葚可以做成果酱放入干净瓶中保存。

家庭药膳

桑葚圆肉枸杞茶

原料 鲜桑葚100克，龙眼肉20克，枸杞子10克。

做法 将各物洗净后放入瓦煲，加适量清水煮30分钟，连汤料食用。

功效 补肝肾，益精血，安心神，养颜乌发。

桑葚膏

原料 鲜桑葚100克，冰糖适量。

做法 将鲜桑葚洗净后放入温开水中浸泡，纱布榨汁，再入锅与冰糖熬成膏。早、晚各服15克。

功效 桑葚既可补血又可养阴，对肝肾不足引起的眩晕有较好疗效。

中药小故事

　　西汉末年，王莽篡位，太子刘秀起兵讨伐王莽，却被王莽的大将苏献杀得大败。刘秀从战场上逃走，由于身中箭伤，便躲在一处废弃的砖窑里。他白天在窑里避难，晚上在一棵树下捡果实充饥。一个月过后，刘秀的身体恢复好转，他手下的大将邓羽恰好带兵找到这里。君臣见面后，刘秀得知，他所食的酸酸甜甜的果实叫桑葚。因为这些果实功效神奇，刘秀在恢复汉室以后，便封这棵树为王。

 银耳——养阴清热，补脾开胃

性味：性平，味甘。

归经：归肺经、胃经、肾经。

别名：白木耳、雪耳、银耳子等。

用法用量：5～10克（干品），煎服。

适用人群：阴虚者。

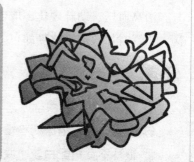

银 耳有"菌中之冠"的美称，是名贵的营养滋补佳品，又是扶正强壮的补药，历代皇家贵族都将银耳看作是"延年益寿之品"、"长生不老良药"。银耳既有补脾开胃的功效，又有益气清肠的作用，还可以滋阴润肺，还富有天然植物性胶质，再加上其滋阴作用，长期服用是良好的润肤佳品。

传 统功用

银耳可滋阴润肺、益胃生津，主治肺热或肺燥咳嗽、痰黏或痰中带血、胃阴不足、咽干口燥、大便秘结等症。

中药新解

肝脏解毒：银耳中含有多种矿物质，能够清热解毒，保护肝脏。

清热健胃：银耳中含有海藻糖、多缩戊糖、甘露糖醇等肝糖，营养丰富，能够清热健胃。

防止钙流失：银耳中含有大量维生素 D，能够有效防止钙的流失。

美容祛斑：银耳中含有各种对人体有益的氨基酸，可美容养颜祛斑。

应用指南

治因秋燥引起的干咳痰少等症，取银耳 10 克，百合 5 克，北沙参 5 克，冰糖适量，将诸药水煎 2 次，合并药液，服前加冰糖少许，分早、中、晚 3 次服用。

治中老年人体质虚弱、口燥咽干、失眠多梦等，取银耳 10 克，龙眼肉 10 克、大枣 5 个，用温水将银耳发开，切碎，龙眼肉及大枣洗净切碎，加冰糖少许，放碗中蒸 1 小时食用。

治高血压、动脉硬化，取银耳 50 克，泡发后洗干净，加水适量熬成银耳汤，出锅时加入适量冰糖即可。

注意事项

❶ 外感风寒者忌食。

❷ 患出血症、糖尿病者慎食。

❸ 银耳不宜搭配白萝卜共食。

❹ 熟银耳忌久放。

选购要点

银耳以颜色黄白、新鲜有光泽、瓣大、清香、有韧性、胀性好、无斑点杂色、无碎渣的品质最佳。质感较差的银耳色泽不纯或带有灰色，没有韧性，耳基未除尽，胀性差。

存储方法

银耳易受潮，可先装入瓶中，密封，再放于阴凉干燥处保存。

🍵 家 庭 药 膳

酒酿银耳

原料 银耳15克，酒酿60克，白糖250克。

做法 银耳用温水泡透，去掉杂质泥沙，再用开水泡发，用开水氽一下，捞出放入钵里，加水蒸烂后加白糖。取出蒸好的银耳倒入锅内，加入酒酿烧沸，撇去泡沫，盛入碗内即成。

功效 滋阴益气，润肺生津。可治疗干咳少痰、喉干痒、痰中带血、口干渴、大便干结、痰火便血等症。

山楂银耳粥

原料 山楂10克，银耳10克，大米100克，冰糖50克。

做法 把山楂洗净，去子，切片，银耳发透去蒂根，撕成瓣状；大米淘洗干净。把大米、山楂、银耳放入电饭煲内，加入冰糖和清水，如常规将其煮熟即成。

功效 补肝，益肾，明目，养颜。

美味双耳

原料 水发银耳100克，水发黑木耳100克，精盐、白糖、胡椒粉、麻油各适量。

做法 银耳、黑木耳拣去杂质，用清水洗净。用开水烫一下立即投入冷开水，冷却后捞出，沥干水后装盆。取碗一只，加入精盐、味精、白糖、胡椒粉、麻油、冷开水调匀，浇在盆中即成。

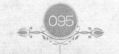

功效 益气滋阴、补肾强身、活血止血，可治疗气血不足、产后虚血、久病体虚或作为消渴病、高血压、血管硬化症等病的保健菜肴。

中药小故事

相传，当年辅佐汉高祖刘邦灭楚兴汉的"三杰"之一张良，和其他二杰韩信、萧何一样，屡建功勋，是汉王朝数得着的开国元勋，被封为留侯。他虽然高官厚禄、享受着荣华富贵，心里却一直在担惊受怕。因为他看见刘邦统一天下后，身边的开国大臣不是被杀，就是被监禁，于是他辞官归隐。在隐居期间，他常以银耳清炖汤食用，以银耳的洁白寓意自身的"清白"。传说，他最后度百岁成仙而去。

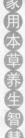

女贞子——清热滋阴，补肾益肝

性味：性凉，味甘、苦。

归经：归肝经、肾经。

别名：女贞实、冬青子、白蜡树子等。

用法用量：10～15克，煎服或泡酒饮服。

适用人群：阴虚、肾虚者。

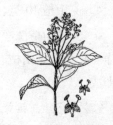

女贞子是木犀科女贞属植物女贞的果实，原生于中国长江流域及南方各地、河南、陕西、甘肃等地，北方不太寒冷的地方也有引种，在朝鲜南方、印度也有分布。女贞子是补阴药的一种，入肝肾经，可以专补肾阴，能起到乌发明目的效果。

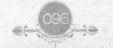

传统功用

女贞子有滋补肝肾、滋阴血、清虚热、乌发明目的功效，对肝肾阴虚、腰酸耳鸣、须发早白、骨蒸潮热、心烦盗汗、消渴淋浊、月经不调、阴虚发热、眼目昏暗等有较好的疗效。

中药新解

降血脂及抗动脉硬化：女贞子可以降低人体血清总胆甾醇、过氧化脂质、动脉壁总胆甾醇含量，从而减少动脉粥样硬化的发生率。

增强人体免疫力：女贞子有增强免疫功能，可升高外周白细胞，增强网状内皮系统吞噬能力，增强细胞免疫和体液免疫。

治疗眼疾：女贞子可以乌发明目，主治眼目昏暗、视物昏暗。

防止血栓形成：女贞子能够减缓或防止血栓形成，进而有效治疗老年人的血栓性疾病。

应用指南

治阴血不足、视力减退，取女贞子30克，枸杞子15克，菊花6克，以水煎，分2次服，每日1剂。

治顽固性失眠，取女贞子30克，酸枣仁15克，石莲子10克，五味子5克，琥珀末（泡）4克。水煎服。下午和晚上各服1次。

治慢性气管炎，取女贞树皮62克或枝叶93克（鲜品加倍），水煎，加糖适量，分3次服。10天为一疗程，连服2个疗程。

治头发早白，取女贞子15克，墨旱莲、桑葚、制何首乌各10克，当归15克，以水煎服，每日1剂。

注意事项

该品寒滑，脾胃虚寒泄泻及阳虚者不宜服用。

选购要点

女贞子以粒大、饱满、肉质、色黑紫、无泥杂者为佳。

存储方法

该品根据炮制方法的不同分为女贞子、酒女贞子、盐女贞子、醋女贞子，炮制后贮干燥容器内，密闭，置阴凉干燥处。

第四章 滋阴润燥药

女贞枸杞羊肉汤

原料 羊肉100克, 女贞子15克, 枸杞子15克, 生姜5克, 葱10克, 精盐3克, 植物油适量。

做法 将羊肉洗净后放于沸水中过一下, 沥净血水, 切成1平方厘米的小块; 女贞子、枸杞子洗净沥干, 生姜洗净拍裂。将锅置旺火上, 下油, 烧至八成热, 放入羊肉块和姜块, 翻炒3分钟, 加入清水300毫升, 加盖焖5分钟, 加入女贞子、枸杞子和精盐, 炖25分钟至羊肉酥烂。

功效 补肾益精。适用于肾虚所致的脱发、少发、须发早白。

女贞子桑葚糕

原料 面粉200克, 白糖300克, 女贞子20克, 桑葚、旱莲草各30克, 鸡蛋10个, 酵母、碱水各适量。

做法 将女贞子、桑葚、旱莲草放入锅中加水煎约20分钟取汁, 鸡蛋打散。将面粉、酵母、鸡蛋液、白糖与药汁拌匀揉成团, 待发酵后加入碱水揉好做成蛋糕, 上蒸笼蒸约15分钟至熟, 可当作点心吃。

功效 延缓衰老, 强壮筋骨。适用于头晕目眩、失眠、多梦、腰膝酸软、口燥咽干、五心烦热等症。

中药小故事

从前有个善良的姑娘叫贞子, 嫁给一个老实的农夫。两人都没了爹娘, 同命相怜, 十分恩爱地过日子, 婚后不到三个月, 丈夫便被抓去当兵。三年后的一天, 同村一个当兵的逃了回来, 带来她丈夫已死的噩耗。这一打击让贞子一病不起, 最终离开了人世。按照贞子的遗愿, 贞子的二姐在她坟前栽了一棵冬青树。又过了几年, 贞子的丈夫回来了。他在贞子的坟前哭了三天三夜, 泪水洒遍了冬青树。或许受到泪水的淋洒, 冬青树不久便结出果实。为了纪念贞子对爱情的忠贞, 人们给这种果子取名为"女贞子"。

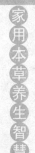

枸杞子——滋补肝肾，益血明目

性味：性平，味甘。

归经：归肝经、肾经、肺经。

别名：苟起子、枸杞红实、甜菜子、西枸杞等。

用法用量：5～15克，煎服或代茶饮均可。

适用人群：气虚、阴虚者。

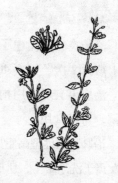

枸杞子为茄科植物枸杞的成熟果实。因其有抗衰延龄作用，历代医家又称其为"却老子"。人们一直将其作为滋补益寿良药。唐朝著名诗人刘禹锡曾赞誉枸杞"枝繁本是仙人杖，根老能成瑞犬形。上品功能甘露味，还知一勺可延龄"。

传统功用

枸杞子具有补肾生精、益血明目、乌发悦颜之功效，为滋补肝肾之佳品，对于肝肾阴虚所致腰膝酸软、头晕目眩、视力减退、须发早白有较好疗效。

中药新解

提高机体免疫力：食用枸杞子可以扶正固本和扶正祛邪，不但增强机体功能，促进健康恢复，而且能提高机体的抗病能力，抵御病邪的侵害，增强机体对各种有害刺激的适应能力。

抗癌：枸杞叶代茶常饮，能显著提高和改善老人、体弱多病者和肿瘤病人的免疫功能及生理功能，具有强壮机体和延缓衰老的作用。对癌症患者配合化疗，有减轻毒副作用，防止白血球减少，调节免疫功能等疗效。

第四章 滋阴润燥药

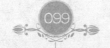

保护肝脏：枸杞子含有甜菜碱，能够减少脂肪沉积于肝细胞，加快肝细胞再生，达到保护肝脏的功效。

提高男性的性功能：作为滋补强壮剂治疗肾虚各症及肝肾疾病疗效甚佳，能显著提高人体中血浆睾酮素含量，达到强身壮阳之功效，对于性功能减退有明显的疗效。

应用指南

治肺炎，取枸杞子15克，百合、麦冬各10克，川贝母、知母各5克，用清水煎煮2次，每次40分钟以上，合并药汁，分早、晚2次服用。

治房事衰弱，用枸杞叶250克，切细，加粳米50克、豉汁适量，一起煮成粥。每日食用。

治肝肾阴虚型高脂血症，取枸杞子、女贞子各250克，红糖适量。将枸杞子和女贞子洗净焙干，研成粉末，早、中、晚用开水冲服10克，加红糖适量调味。

治肝肾不足型慢性肝炎，取枸杞子500克，西洋参30克，甘草、蜂蜜各100克。将西洋参、甘草煎煮1小时，取其药汁煮枸杞子，至水将尽，捣成膏状后加入蜂蜜搅拌，装瓶放于冰箱中，每日饮服1～2汤匙。

注意事项

❶ 有酒味的枸杞子已经变质，不可食用。

❷ 由于枸杞温热身体的效果相当强，患有高血压、性情太过急躁的人，或平日大量摄取肉类导致面泛红光、贪食的人最好不要食用。

❸ 枸杞子适合体质虚弱、抵抗力差的人服用，身体强健的人群吃枸杞子容易上火。

选购要点

选择枸杞子时，宜选颗粒色红略带光泽、个大肉厚、一端有白色果柄痕、口味甜中带鲜的产品。

存储方法

在塑料袋中放入装有生石灰的小麻袋，然后将去除杂质的枸杞子放入塑料袋中，烤封塑料袋口，抽出袋中空气，置阴凉处贮存；或者置于冰箱或其他冷藏设备中保存，温度保持在0～4℃。

左侧竖排：用好本草 疾病不扰 家用本草养生智慧

枸杞银耳汤

原料 银耳 10 克，枸杞子、冰糖各 30 克。

做法 将银耳泡发，去根蒂、撕碎、洗净；枸杞子用清水浸泡 3 分钟，洗净，与银耳、冰糖共放入锅内，加适量清水；将锅置武火上煮沸后再改用小火煎煮，至银耳熟烂即可。

功效 养肝明目，清肺补肾。适用于中老年人肾虚、体质差者。

枸杞子酒

原料 枸杞子 200 克，白烧酒 500 克。

做法 枸杞子洗净，切碎，放入瓶中，再加入白烧酒，加盖密封，置阴凉干燥处，每日摇动 1 次，1 周后即可饮用。

功效 益精气，抗早衰。适用于肝肾亏损和早衰。

枸杞银耳汤

原料 银耳、枸杞子、龙眼肉各 15 克，冰糖 20 克。

做法 银耳泡好，洗净，放入开水中烫一下，枸杞子洗净，龙眼肉切丁。银耳、枸杞子上屉蒸熟；锅置火上，注水烧开，加入冰糖使其溶化，然后加入银耳、枸杞子、龙眼肉煮开片刻即可。

功效 强身滋补，养阴润肺。

枸杞粥

原料 枸杞子 20 克，粳米 100 克，白糖 40 克。

做法 将枸杞子与粳米一同放入砂锅内，加水适量，用武火煎沸后再改用小火熬煮，待米开花、汤稠浓时，加入白糖调味，停火焖 5 分钟即成，佐餐食用。

功效 滋补肝肾，益精明目。

　　盛唐时代，丝绸之路来了一群西域商贾，傍晚在客栈住宿，却看见有一个女子正在斥责一位老者。商人上前责问："你为什么打骂老人？"那女子说："我训自己的孙子，与你何干？"闻者皆大吃一惊。原来，此女子已200多岁，老汉也已九旬高龄。他受责打是因为不肯遵守族规服用一种草药，弄得未老先衰。商人见状，忙向这位高寿的女子请教草药的名字，女子告诉他，这味草药便是枸杞子。

用好本草 疾病不扰

家用本草养生智慧

阳虚体质是一种阳气不足的体质，就是生命之火不够旺盛。《黄帝内经》中说："失其所，则折寿而不彰。"指的是人体阳气不足，就会短命夭亡。因此，一旦出现疲倦怕冷、四肢冰凉、唇色苍白、少气懒言、嗜睡乏力等阳虚症状时，要及时补阳。阳虚者应以食补为基础，平时吃一些性属温热，有温阳散寒作用的食物，同时还要加上适当的药补，如选择虫草、锁阳、淫羊藿等药材，渐渐便可补足自身的阳气。

第五章

益肾壮阳药

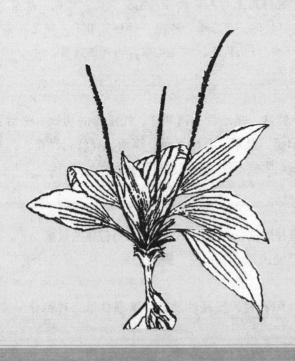

鹿茸——益精补肾，强筋健骨

性味：性温，味甘、咸。

归经：归肾经、肝经。

别名：花鹿茸、马鹿茸、斑龙珠等。

用法用量：0.3～2 克，煎服或研粉。

适用人群：阳虚者。

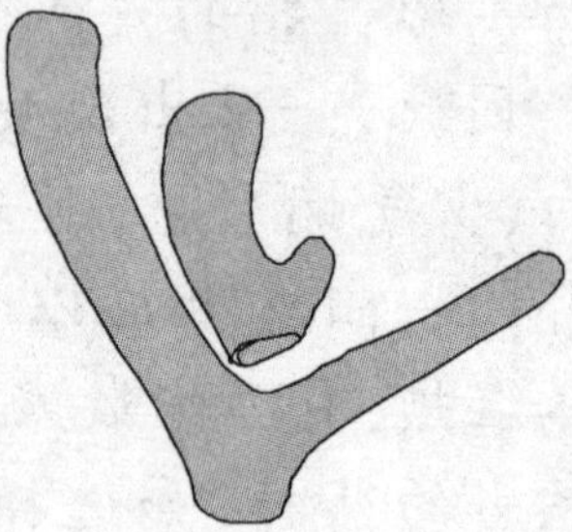

鹿茸为鹿科动物雄梅花鹿或雄马鹿尚未骨化而带有茸毛的幼角。前者习称花鹿茸，后者习称马鹿茸，是名贵强壮温补药之一，《神农本草经》将其列为中品。鹿幼角上的茸毛脱落，完全骨化，就成了鹿角，将鹿角锯成小段，加水煎取胶汁，经浓缩，冷凝，切块，阴干，即是鹿角胶。鹿角熬去胶质后剩下的灰白色药渣，叫鹿角霜，均可供药用。

传统功用

鹿茸有壮肾阳、补精髓、强筋骨、调冲任、托疮毒的功效，主治肾虚、头晕、耳聋、目暗、阳痿、滑精、宫冷不孕、羸瘦、神疲、畏寒、腰脊冷痛、筋骨痿软、崩漏带下、阴疽不敛及久病虚损等症。

中药新解

强壮体质：鹿茸可以提神醒脑，提高抵抗力，有强身健体的效果。

防治心血管疾病：鹿茸能加速心肌收缩，提高心跳速率，对治疗老年人心血管病有特效。

提高性功能：鹿茸能壮阳补肾，提高性功能，增强性欲，对治疗早泄、阳痿有疗效。

治疗创伤：鹿茸对长期不愈和新生不良的溃疡与创口有增强组织再生的能力，促进骨折的愈合。

增强免疫力：鹿茸可以提高机体的细胞免疫和体液免疫功能，促进淋巴细胞的转化，具有免疫促进剂的作用。

应用指南

治阳痿，可用鹿茸10克，水煎或研末，每次服用0.5～1克，每日3次。

治肾虚遗尿、多尿、尿频，可将1对鹿茸酥炙为末，温酒冲服，每次1克，每日3次。

治老人肾虚腰痛，可对鹿茸炙酥研末，酒调，每服3克。

注意事项

❶ 有"五心烦热"症状，阴虚者不宜服用。

❷ 小便黄赤、咽喉干燥或干痛、不时感到烦渴而具有内热症状者不宜服用。

❸ 经常流鼻血，或女子行经量多、血色鲜红，舌红脉细，表现为血热者不宜服用。

❹ 正逢伤风感冒，出现头痛鼻塞、发热畏寒、咳嗽多痰等外邪正盛者不宜服用。

❺ 有高血压症，头晕、走路不稳，脉弦易动怒而肝火旺者不宜服用。

❻ 服用本品宜从小量开始，不宜骤然大量食用，以免阳升风动，或伤阴动血。

选 购要点

从选购鹿茸片的角度来说，要掌握一个原则：不宜太嫩，也不宜太老。太嫩功效不强，太老鹿茸就变成了鹿角，补虚作用就弱了。

存 储方法

鹿茸的保存要特别小心，要注意空气湿度问题，如果空气太潮湿，鹿茸就容易发霉、生虫。所以要把鹿茸放在一个通风的地方，然后用布包一些花椒，放在鹿茸旁边，这样就不会招虫。如果保存得当，35年内鹿茸的药效是不会发生变化的。

鹿茸蒸蛋

原料 鹿茸0.5克，鸡蛋2个，精盐、胡椒粉各适量。

做法 鹿茸研末，鸡蛋敲破，倾入碗中，放入鹿茸及精盐、胡椒粉，一并调匀，蒸熟食。

功效 本方以鹿茸补肾壮阳、益精血，鸡蛋补血。用于体弱阳虚、精血不足、阳痿、夜尿多、手足欠温，或血压偏低。

鹿茸粥

原料 鹿茸6克，精盐少许，大米150克。

做法 将鹿茸烘干，研成细粉。将大米放入锅中，加水500毫升，置于武火上，烧沸。再用文火煮35分钟，加入鹿茸粉、精盐，搅拌均匀即成。

功效 温肾，壮阳。适用于精液稀少、寒冷等症。

人参鹿茸鸡肉汤

原料 鸡肉120克，红参（或高丽参）12克，鹿茸32克。

做法 取鸡胸肉或鸡腿肉洗净，去皮，切粒；人参切片。全部材料放入炖盅内，加开水适量，加盖，隔水慢火炖3小时，汤成可供饮用。

功效 大病或失血后，伤及元气，或房劳过度，耗竭肾精，畏寒肢冷，不育不孕，用该汤可大补元气、温壮肾阳。

中药小故事

有三个兄弟，老大毒辣，老二吝啬，老三忠厚。一天，三兄弟相约打猎，老三击中了一只鹿的头部，狡猾的哥哥们要求分鹿肉，还规定谁击中鹿的哪里就分哪里。就这样，老三最终只拾回一只鹿头。为了让乡亲们尝尝野味，老三用鹿头熬了一锅汤，给每个人端去一碗。怪事出现了，凡是喝了鹿头汤的人，个个身体变强壮了。原来，这全是鹿角发挥的功效。因为鹿角有很多茸毛，大家就称这种大补药为鹿茸了。

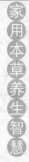

家用本草养生智慧

冬虫夏草——益肾补肺，滋阴壮阳

性味：性平，味甘。

归经：归肺经、肾经。

别名：虫草、中华虫草等。

用法用量：1～10克，煎服、泡水、研末均可。

适用人群：气虚、阳虚者。

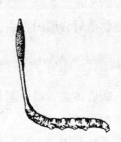

冬虫夏草是麦角菌科真菌冬虫夏草寄生在蝙蝠蛾科昆虫幼虫上的子座及幼虫尸体的复合体。冬虫夏草是一种名贵中药材，与人参、鹿茸一起列为中国三大补药，有调节免疫系统功能、抗肿瘤、抗疲劳等多种功效。早在1757年《本草从新》中就有"冬虫夏草甘平保肺，益肾，补精髓，止血化痰，已劳咳，治膈症皆良"的记载。

传统功用

冬虫夏草能补肺阴、补肾阳，临床常用于肾虚、阳痿遗精、腰膝酸痛、病后虚弱、久咳体虚、咳血、自汗盗汗等症。

中药新解

治疗癌症：临床上使用虫草素多为辅助治疗恶性肿瘤，症状得到改善的在91.7%以上，主要用于鼻癌、咽癌、肺癌、白血病、脑癌以及其他恶性肿瘤的患者。

调节血脂：冬虫夏草可以降低血液中的胆固醇和三酰甘油，提高对人体有利的高密度脂蛋白，减轻动脉粥样硬化。

抗疲劳：冬虫夏草能提高人体能量工厂——线粒体的能量，提高机体耐

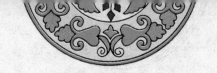

寒能力，减轻疲劳。

调节心脏功能：冬虫夏草可提高心脏耐缺氧能力，降低心脏对氧的消耗，抗心律失常。

调节肝脏功能：冬虫夏草可减轻有毒物质对肝脏的损伤，对抗肝纤维化的发生。此外，通过调节免疫功能，增强抗病毒能力，对病毒性肝炎发挥有利作用。

调节肾脏功能：冬虫夏草能减轻慢性病的肾脏病变，改善肾功能，减轻毒性物质对肾脏的损害。

应用指南

病后体虚，或平素体虚容易感冒、畏寒自汗者，可常用虫草与鸡、鸭、猪等肉类炖服。

治腰痛虚弱、梦遗滑精、阳痿早泄、耳鸣健忘、神思恍惚等症，可单用冬虫夏草每次2克，研末，空腹送服，每日早、晚各1次。

治产后体弱，取冬虫夏草5克，糯米100克，先将冬虫夏草用清水洗净与糯米一同放入锅内，加适量清水煮粥，待粥煮至浓稠时放入适量冰糖再稍煮片刻，即可食用。

治支气管哮喘，取冬虫夏草15克，猪肺250克，先将猪肺洗净切块与冬虫夏草一同入锅，加生姜、胡椒、葱段、食盐及清水适量，用武火煮沸后，改用文火炖煮至猪肺烂熟，即可饮汤吃虫草、猪肺。

注意事项

❶ 风湿性关节炎患者应减量服用。

❷ 儿童、孕妇及哺乳期妇女、感冒发烧、脑出血人群不宜服用。

❸ 有实火或邪盛者不宜食用。

选 购要点
冬虫夏草以虫体色泽黄亮、丰满肥大、断面黄白色、子座短小者为佳。

存 储方法
用纱布包好冬虫夏草，放在小方盒、皮箱或炭木盒中密闭封存，布包封存前应拌少许花椒防蛀，可放些碎丹皮于木盒内。

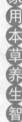

用好本草 疾病不扰

家用本草养生智慧

家庭药膳

虫草白及粥

原料 冬虫夏草6克，白及10克，粳米50克。

做法 二药研细末，粳米加水煮成稀粥，米近熟时加入药末及冰糖，煮至米熟粥稠。

功效 补肺化痰，收敛止血。用于虚劳咳嗽、咽干痰少、咯血。

虫草汽锅鸡

原料 鸡肉150克，冬虫夏草2.5克，葱、姜、胡椒粉各适量。

做法 鸡肉洗净，斩成块；冬虫夏草用清水漂洗。在一锅水内加入葱、姜、胡椒粉，用大火煮沸，然后放入鸡肉汆烫，沥去水后放入蒸锅内。将冬虫夏草分别摆在鸡肉上面，再加少量葱、姜和清水到汽锅中，盖好汽锅盖再放入蒸笼中，用中火蒸约1小时。

功效 益气养血，双补肺肾。主治肺结核有肺肾两虚证，咳嗽痰多、神疲气短、腰酸腿软等症。

虫草人参酒

原料 虫草、人参各50克，白酒1000毫升。

做法 虫草、人参以酒浸泡，每次饮一小杯。

功效 补肾壮阳。用于元气不足、肾虚阳痿。

中药小故事

在盛产虫草的青藏高原地区，传说山神唐古拉为了帮助善良的王子躲避杀身之祸，施仙法将他变成一只虫子藏入草丛中，还让他长出一根草尾巴。后来，王子躲过劫难，却已看破红尘，不愿重返人世，宁愿用自己的身体造福人类。山神为帮助王子实现这个愿望，就在王子已经变成虫子的身体里注入了一种长生不老的神奇力量。于是，冬虫夏草就成了人们眼中延年益寿的珍贵补品，一直到今天。

锁阳——补益精血，温阳强肾

性味：性温，味甘。

归经：归肝经、肾经。

别名：地毛秋、锁燕、不老药、铁锤等。

用法用量：5～10克，煎服或浸酒。

适用人群：阳虚者。

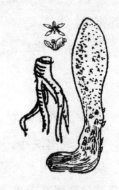

锁阳又名不老药，一种寄生植物。它分布在新疆、甘肃、青海、宁夏以及内蒙古等地。在先秦就有其文字的记载，汉代的时候开始成为药物使用。锁阳有补肾润肠、治阳痿、尿血等功效。《本草纲目》是这样形容的"甘、温、无毒。大补阴气，益精血，利大便。润燥养筋，治痿弱"。

传统功用

锁阳可补益精血、温阳强肾，常用于阳痿、早泄、肠燥便秘、阳弱精虚、阴衰血竭、大肠燥涸、便秘不运、二度子宫下垂、白带、消化不良、胃溃疡、胃病、胃酸过多、心脏病、尿血等症。

中药新解

润肠通便：锁阳具有润肠通便的功效，可以治疗肠燥便秘。

增强免疫功能：锁阳中含有铬，能提高抗病能力，保护免疫系统。尤适宜免疫力低下、易感染疾病者，以及中青年操劳事业而健康透支者服用。

治疗冠心病：锁阳中含有钙、镁、锌、锰等元素，可以防治冠心病。

应用指南

治阳痿，可以选择黄柏 500 克，龟板 200 克，知母 100 克，熟地、陈皮、白芍各 100 克，锁阳 150 克，虎骨 50 克，干姜 25 克，一起煮汤服用。

治阳弱精虚、阴衰血竭、便秘，可以用锁阳加清水煮 2 次，变成浓汁用砂锅熬膏兑入蜂蜜，之后食用时用热水冲服。

治泌尿系感染、尿血，可用锁阳、忍冬藤各 25 克，茅根 50 克，煎服。

注意事项

① 阴虚火旺、脾虚泄泻及实热便秘者忌服。

② 长期食用锁阳，会引起便秘。

③ 泄泻及阳易举而精不固者忌服。

④ 大便滑、精不固、火盛便秘、阳道易举、心虚气胀，皆忌服。

选 **购要点**
锁阳以条粗、体重、质硬、断面显油润者为佳。

存 **储方法**
锁阳置于通风阴凉处，避免阳光直射。

家庭药膳

锁阳汤

原料 锁阳 10 克。

做法 锁阳水煎 30 分钟，取汁，一日内分 2 次温服。

功效 主治阳痿、滑精、腰膝酸软、肠燥便秘等症。

锁阳党参饮

原料 锁阳 15 克，党参、山药各 12 克，覆盆子 9 克。

做法 将上述药物放入砂锅中，加水煎煮半小时，取汁服用。每日 1 剂，分 2 次温服。

功效 固肾还阳。主治男性阳痿、早泄。

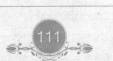

当年薛仁贵征西，中了敌人埋伏，被困于甘肃的苦峪城，军中粮草断绝，只好到郊外挖野菜充饥。有一名士兵偶尔从沙土里挖到了一种像红萝卜似的野菜，吃起来很甜，当地人说是"锁阳"。薛仁贵大喜，连呼："救命菜，救命菜！天赐神粮也！"命令士兵多挖多采，煮粥当粮，度过了难关。薛仁贵为了感谢锁阳的救命之恩，把苦峪城改为"锁阳城"，以示纪念。

淫羊藿——补肾壮阳，祛风除湿

性味：性温，味辛、甘。

归经：归肝经、肾经。

别名：仙灵脾、短角淫羊藿等。

用法用量：10～15克，煎服。

适用人群：阳虚者。

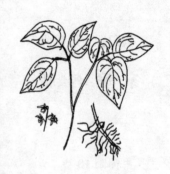

淫羊藿为植物淫羊藿的全草，是一味著名的补肾壮阳药，也是目前中药滋补类汤剂配方和中成药必不可少的原料之一，有"中药伟哥"之称。这种植物的叶子边呈锯齿状，叶背面长有柔毛，形状很像豆叶，羊吃了会不断交配。古代称豆叶为"藿"，因此人们把这种草命名为"淫羊藿"。

传 统功用

淫羊藿可补肾壮阳、祛风除湿、强筋健骨，主治阳痿遗精、虚冷不育、尿频失禁、肾虚喘咳、腰膝酸软、风湿痹痛、半身不遂、四肢不仁等症。

中药新解

增强性功能：药理实验显示，淫羊藿能提高性机能、促进精液分泌，对性功能低下尤为适应，其叶及根的作用最强，这与中医学的说法相吻合。

降糖、降压：淫羊藿所含多糖可诱生干扰素，有降血糖作用。淫羊藿还可以增加冠状动脉血流量，降低血压，提高耐缺氧能力。

杀菌消炎：淫羊藿能镇咳祛痰平喘、杀菌抗炎，对白色葡萄球菌、金黄色葡萄球菌、肺炎双球菌、流感嗜血杆菌等均有明显抑制作用。

应用指南

治高血压、妇女更年期综合征，取淫羊藿、巴戟天、仙茅、知母、黄柏、当归各9克，共入水煎，每日1剂，煎2次，早、晚空腹饮服。

治咳嗽、腹胀不思饮食，取淫羊藿、覆盆子、炒五味子各30克，分别研末，炼蜜为丸如梧桐子大，每取20丸，以姜汤送服。

治肺肾两虚，喘咳短气，取黄芪30克，淫羊藿15克，五味子6克。上药共煎汤饮用。

治肾虚衰、肾精不足所致不孕，取淫羊藿250克，怀生地120克，枸杞子60克，核桃仁120克，五加皮20克，将上述各药切片，置容器内加白酒蒸透，取出晾干，再浸入白酒数天，每取10毫升，日饮3次。

注意事项

阴虚火旺、五心烦热、性欲亢进者不宜服用。

选 购要点

质量好的淫羊藿茎细杆状，平滑或略有棱，具光泽；叶片近革质，卵圆形，略有光泽，较脆，味微苦。

存 储方法

将淫羊藿放在干燥的容器内，密闭，置阴凉干燥处，注意防潮。

第五章　益肾壮阳药

淫羊藿粥

原料 淫羊藿 10 克，大米 50 克，白糖适量。

做法 将淫羊藿择净，放入锅中，加清水适量，浸泡 5～10 分钟后，水煎取汁，加大米煮粥，待熟时调入白糖，再煮一二沸服食，每日 1 剂。

功效 补肾壮阳，祛风除湿。适用于肾阳不足所致的阳痿、尿频、腰膝无力、风温痹痛、肢体麻木等。

淫羊藿豆豉汤

原料 淫羊藿 10 克，淡豆豉 20 克。

做法 将 2 味一起放入砂锅内，煎煮半小时，取汁。每日 1 剂，分 2 次温服。

功效 补肾壮阳，强筋健骨。主治病后体虚、视物不清等症。

淫羊藿酒

原料 淫羊藿 60 克，白酒 500 克。

做法 将淫羊藿洗净，沥干，装入纱布袋内，扎紧袋口。将白酒、纱布袋装入坛子内，盖好盖，封口，浸泡 14 日后即成。每次 2 酒盅，每天 2 次饮用。

功效 本方主要作用是"益丈夫兴阳，理腰膝冷"。适用于男子肾阳亏虚所致的阳痿遗精、腰酸膝冷、畏寒体弱者。

中药小故事

　　南北朝时期名医陶弘景，医术高超、医理娴熟，他对淫羊藿的发现与研究颇具传奇色彩。当时一些牧羊人观察到，羊啃吃一种小草之后，发情的次数特别多，公羊的阳具勃起不软，与母羊交配的次数增多，时间也延长。陶弘景无意中听牧羊人谈及此事后，即行实地考察，最终认定该小草有壮阳作用。由于此草能使羊的淫性增加，因此为其命名为淫羊藿。

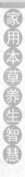

用好本草 疾病不扰

家用本草养生智慧

杜仲——养肝益肾，强骨安胎

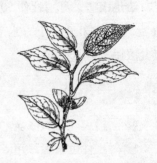

性味： 性温，味甘。

归经： 归肝经、肾经。

别名： 丝楝树皮、丝棉皮、棉树皮等。

用法用量： 1～10克，煎服。

适用人群： 气虚、阳虚者。

杜仲为杜仲科落叶乔木杜仲的干燥树皮，可补肝肾、强筋骨、安胎。我国最早的中药学典籍《神农本草经》中记载杜仲有"主腰脊痛，补中益精气，坚筋骨，强志"之功效。现代研究还发现，杜仲具有与党参、黄芪一样的免疫促进功能。这些都证实了杜仲"久服轻身耐老"的功效。

传统功用

杜仲可补肝肾、强筋骨、安胎，主治腰脊酸疼、足膝痿弱、小便余沥、阴下湿痒、胎漏欲堕、胎动不安、高血压等症。

中药新解

降低血压： 杜仲对原发性高血压和肾性高血压有一定疗效，特别对头晕头痛、身体困重等高血压症状有较好的治疗效果。

治疗肾病： 杜仲能促进肾上腺皮质功能，提高体内激素水平，改善肾小球血流等，长期服用可减少蛋白尿。

增强免疫力： 杜仲有明显增强机体免疫功能的作用，有细胞免疫的双向调整作用。

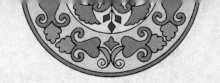

应用指南

治高血压，可取杜仲叶 15 克，白菊花 10 克，用开水浸泡，取适量当茶饮用。

治高脂血症，可取杜仲叶 15 克，决明子、何首乌各 10 克，水煎，取适量当茶饮。

治足跟痛，可用杜仲 50 克，丹参 15 克，怀牛膝、川牛膝各 30 克，白芍 60 克，苍术 20 克。上方水煎，每日 1 剂，分 2 次服用。或上方共磨粉制成小蜜丸服用。

注意事项

❶ 阴虚火旺者慎服。

❷ 对杜仲过敏者忌用。

选 **购要点**
杜仲以皮厚、块大、内表面呈暗紫色，并且断面丝较多者为佳品。

存 **储方法**
贮存时应避免受潮，多贮于干燥、阴凉处。

 家庭药膳

杜仲寄生茶

原料 杜仲、桑寄生各 100 克。

做法 杜仲、桑寄生共研为粗末，每次取 10 克，用沸水浸泡饮用。

功效 补肝肾，降血压。适用于高血压而有肝肾虚弱、耳鸣眩晕、腰膝酸软者。

杜仲内金粥

原料 杜仲 20 克，鸡内金 20 克，小茴香 10 克，大米 100 克。

做法 杜仲加水煎煮，然后去渣取汁。将鸡内金、小茴香在锅中微炒之后研成细末。大米洗净，放入锅中，加入药汁及药末，煮成米粥食用。

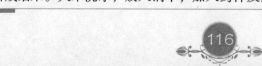

（侧栏）用好本草 疾病不扰

家用本草养生智慧

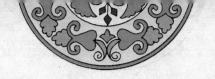

功效 补肾益肝，适用于治疗老人夜尿频多。

中药小故事

　　从前，有一个人叫杜仲，靠上山砍柴为生。由于积劳成疾，年纪轻轻便落下了腰腿疼痛的毛病。有一天，他砍柴时腰腿痛发作了，疼得难忍，他便啃一棵皮色灰白的树的树皮。啃了一会儿，他感觉腰腿痛减轻了。他想，这树皮一定有药性，于是剥了些带回家，每当犯病就用其熬水喝。说也怪，慢慢地，他的腰腿痛痊愈了。后来，杜仲把剥来的树皮分给其他患病的人，为了感激他，人们把这种树皮称为"杜仲"。

 # 菟丝子——补肾益精，固精缩尿

性味：性平，味甘、辛。

归经：归肾经、肝经、脾经。

别名：豆寄生、无根草、菟儿丝等。

用法用量：10～15克，煎服。

适用人群：阳虚者。

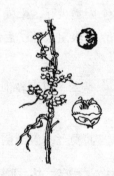

　　菟丝子是一种生理构造特别的寄生植物，其组成的细胞中没有叶绿体，利用爬藤状构造攀附其他植物，并且从接触宿主的部位伸出尖刺，戳入宿主直达韧皮部，吸取养分以维生，更进一步还会转为淀粉粒储存于组织中。在药用上，菟丝子有相当重要的地位，它既能治各种疮毒及肿毒，又能滋养强壮治黄疸，为中医良药。

第五章　益肾壮阳药

传统功用

菟丝子可滋补肝肾、固精缩尿、安胎、明目、止泻，用于阳痿遗精、尿有余沥、遗尿尿频、腰膝酸软、目昏耳鸣、肾虚胎漏、胎动不安、脾肾虚泻、白癜风等症。

中药新解

抗心肌缺血：菟丝子中含有黄酮，对实验性犬心肌缺血有明显改善作用。

增强性腺功能：菟丝子含有生物碱、香豆素、黄酮等成分，有增强性腺功能，提高机体免疫力的作用。

应用指南

治不孕症，取菟丝子25克，当归10克，水煎服，每日2次。自经期第4天开始服用，18天为一疗程，服用2～3个疗程。

治遗精，取菟丝子15克，枸杞子、杜仲各12克，莲须、韭子、五味子各6克，补骨脂9克，制成丸剂，每次9克，每日3次。

注意事项

① 阳虚火旺、阳强不痿及大便燥结者忌服。

② 若服用菟丝子后出现上火迹象，应立即停止服用。

选购要点

菟丝子以颗粒饱满、无泥尘杂质者为佳。

存储方法

将菟丝子置于阴凉、干燥处保存。

家庭药膳

药膳菟丝子粥

原料 菟丝子60克，粳米100克，白糖适量。

做法 菟丝子研碎，放入砂锅内，加入300毫升水，用文火煎至200毫升，去渣留汁，加入粳米后另加水300毫升及适量白糖，用文火煮成粥。

功效 补肾益精，养肝明目。适用于肝肾不足的腰膝筋骨酸痛、腿脚软弱

无力、阳痿遗精、呓语、小便频数、尿有余沥、头晕眼花、视物不清、耳鸣耳聋以及妇女带下、习惯性流产等症。

小菟丝子粉

原料 菟丝子150克，莲子、山药各100克，茯苓30克。

做法 菟丝子、莲子、山药、茯苓共研为细末。每次约15克，温水冲调食。

功效 补脾益胃，养肾固精。适用于老人肝肾不足、脾气虚弱、体倦乏力、眩晕耳鸣、饮食减少。

中药小故事

一个负责养兔子的长工，不慎将一只兔子打伤，他怕雇主知道，便偷偷地把伤兔藏进豆子地。不曾想伤兔的病竟全好了。为探个究竟，长工又故意将一只兔子打伤放入豆子地，他细心观察，发现伤兔经常啃一种缠在豆秸上的黄丝藤。长工大悟，原来是黄丝藤治好了兔子的伤。于是，他用这种黄丝藤煎汤给有腰伤的爹喝，他爹的腰伤也好了。后来，他把这药称为"兔丝子"，后人又在"兔"字上冠以草字头，即"菟丝子"。

肉苁蓉——补肾壮阳，润肠通便

性味：性温，味甘。

归经：归肾经、大肠经。

别名：大芸、寸芸、苁蓉、地精等。

用法用量：1～5克，煎服。

适用人群：阳虚者。

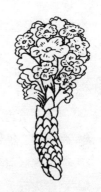

肉 苁蓉属列当科濒危种，是一种寄生在沙漠树木梭梭、红柳根部的寄生植物，分布于内蒙古、宁夏、甘肃和新疆，素有"沙漠人参"之美誉。肉苁蓉具有极高的药用价值，是我国传统的名贵中药材，也是历代补肾壮阳类处方中使用频度最高的补益药物之一。《本草汇言》记载："肉苁蓉，养命门，滋肾器，补精血之药也。"

传 统功用

肉苁蓉能补肾阳、益精血、润肠通便，临床常用于肾阳不足、精血虚亏、阳痿或不孕、腰膝酸软、筋骨无力、肠燥便秘等症。

中药新解

润肠通便：肉苁蓉具有润肠通便的功效，主治大便不畅。

增强免疫力，促进发育：能增强免疫力，调整内分泌促进代谢，促进生长发育。

延缓衰老：研究表明，肉苁蓉可提高红细胞超氧化物歧化酶（SOD），有抗衰老的作用。

应用指南

治虚劳早衰，取肉苁蓉 30 克，精羊肉 30 克，粳米 50 克，煮粥常食，有补虚延年之功。

治男子肾虚精亏，阳痿尿频，取肉苁蓉 240 克，熟地黄 180 克，五味子 120 克，菟丝子 60 克，研为细末，酒煮山药糊为丸。久服能温肾壮阳，固摄小便。

治老年性多尿症，可取肉苁蓉 30 克，粳米 30 克，共煮粥，食服，每日 1 次。

注意事项

① 便溏者慎用。

② 忌用铜、铁器烹煮。

③ 心虚气胀者禁用。

④ 阴虚火旺、实热便结者禁服。

选 购要点
肉苁蓉以条粗壮、密生鳞叶、质柔润者为佳。

存 储方法
肉苁蓉应置于通风阴凉处，避免阳光直射。

🍲 家庭药膳

肉苁蓉羊肉粥

原料 肉苁蓉 30 克，精羊肉、粳米各 100 克，精盐、葱白、姜末各适量。

做法 先用砂锅水煎肉苁蓉，过滤取汁，去渣，加粳米及切碎的羊肉同煮至熟，再入盐、葱、姜，煮一二沸，服食。每日 1 剂。连服 5 天为一疗程，间歇 5 天可继食下个疗程。

功效 补肾助阳，健脾养胃。此粥为中老年人秋冬养生珍膳，更适于肾阳虚而致阳痿、遗精、早泄、夜尿多，以及素体羸瘦、劳倦内伤、食欲不振等症。

肉苁蓉蜜膏

原料 肉苁蓉、蜂蜜各 500 克，黑芝麻、核桃仁各 300 克。

做法 先将肉苁蓉浓煎取汁去渣，黑芝麻、核桃仁文火炒焦研细末，再四者合一收膏。早、晚各用开水冲食 1 匙。

功效 滋润肠道，通导大便适用于年高体虚、津枯便秘者。常服此膏还可驻容颜，乌须发，耳目聪明，祛病延年。

中药小故事

金明昌元年，铁木真的结拜兄弟札木合联合 3 万人进攻铁木真。铁木真得报后，集结部众 3 万人迎敌。双方大战，铁木真失利，被围困于沙山。而札木合当众残忍地将俘虏分七十大锅煮杀，激怒了天神。天神派出神马，神马一跃来到铁木真面前，仰天长啸，将精血射向树根，然后用蹄子刨出了像神马生殖器一样的植物根块，它就是肉苁蓉。铁木真与部将们吃了根块，神力涌现，一举击溃了札木合部落。

第五章 益肾壮阳药

补骨脂——助肾补阳，温脾固精

性味：性温，味苦。

归经：归肾经、脾经。

别名：黑故子、胡韭子、婆固脂等。

用法用量：6～15克，煎服。

适用人群：阳虚者。

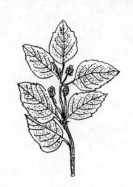

补骨脂为豆科植物补骨脂的成熟果实，为温脾暖肾之药。《本草图经》有言，补骨脂今人多以胡桃合服，有延年益气、悦心明目、补添筋骨的作用。《本草经疏》评论说："补骨脂，能暖水脏；阴中生阳，壮火益土之要药也。"

传统功用

补骨脂有温肾助阳、纳气、止泻的作用，临床常用于阳痿遗精、遗尿尿频、腰膝冷痛、肾虚作喘、五更泄泻。外用治白癜风、斑秃。

中药新解

治疗白癜风：补骨脂中含有补骨脂素，对白癜风有很好的疗效。

增强免疫功能：补骨脂提取物有明显增强免疫功能的作用，特别是对肺癌有较好的抵抗作用。

止血：补骨脂素对多种出血症，如子宫、牙龈、鼻出血等，均有止血作用。

有益血管：补骨脂所含的补骨脂乙素具有明显的扩张冠状动脉，增强心肌收缩力的作用，有利于血管健康。

应用指南

治肾虚遗精，可取补骨脂、青盐各等份，研末，每服 6 克，每日 2 次。

治顽固性遗尿，可取补骨脂 3 克，麻黄 0.5 克，将 2 味共研末，冲服，每日 2 次。

治子宫出血，可取补骨脂 10 克，赤石脂 10 克（先煎）。水煎服，每日 1 剂。

治阳痿，可用补骨脂 50 克，核桃仁、杜仲各 30 克，共研细末，每服 9 克，每日 2 次。

注意事项

① 阴虚火旺者忌服。

② 补骨脂对眼睛、呼吸系统和皮肤有刺激作用。

选 购要点

补骨脂以子粒饱满、干燥、无杂质者为佳。

存 储方法

补骨脂贮存宜密闭，置于干燥处。

家庭药膳

补骨脂墨鱼汤

原料　补骨脂 30 克，红枣 10 个，墨鱼 50 克，海螵蛸 10 克，精盐、味精、葱、姜各适量。

做法　将墨鱼泡发，洗净，切丝。将海螵蛸、补骨脂水煎取汁，去渣，纳入墨鱼、红枣，同煮至墨鱼熟后，用精盐、味精、葱、姜调服，每日 1 剂。

功效　用于阴虚血亏、月经量少或经闭。

补骨脂菟丝子瘦肉汤

原料　猪瘦肉 60 克，补骨脂 10 克，菟丝子 15 克，红枣 4 个，精盐适量。

做法　补骨脂、菟丝子、红枣（去核）洗净，猪瘦肉洗净、切块。把全部用料放入锅内，加清水适量，武火煮沸后，文火煲 1 小时，调入精盐即可。

功效 补肾延寿，美发养颜。适用于未老先衰、须发花白、形态虚弱、头晕耳鸣、腰膝酸软、小便频数或小便余沥、遗精早泄、皮肤色斑等。

中药小故事

相传，唐朝元和年间，75岁高龄的相国郑愚被皇上任命为海南节度使。年迈体衰的郑相国马不停蹄地去赴任，由于旅途劳顿和水土不服，使他一病不起。后来，诃陵国李氏三次登府推荐中药"补骨脂"，郑相国抱着试试看的心理，按照李氏介绍的方法，连服十日，新疾旧疾竟然都被治愈了。郑愚觉得此药非常神奇，日后便经常服用，他的身体非常健壮，直到82岁时才辞官回京，还吟诗一首来赞美补骨脂："七年使节向边隅，人言方知药物殊，奇得春光采在手，青娥休笑白髭须。"

用好本草 疾病不扰

家用本草养生智慧

 # 山茱萸——补益肝肾，涩精固脱

性味：性微温，味酸、涩。

归经：归肝经、肾经。

别名：山萸肉、药枣、枣皮等。

用法用量：6～12克。

适用人群：阳虚者。

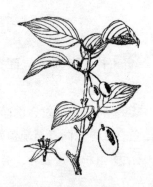

山茱萸，为常用名贵中药材，应用历史悠久。它以其补力平和、壮阳而不助火、滋阴而不腻膈、收敛而不留邪等特殊功效被历代医学所喜用。张仲景以山茱萸为君药创制了"金匮肾气丸"。《本草纲目》将其列为滋补上品。

传 **统功用**

山茱萸可补益肝肾、涩精固脱，常用于眩晕耳鸣、腰膝酸痛、阳痿遗精、遗尿尿频、崩漏带下、大汗虚脱、内热消渴等症。

中药新解

治疗妇科、男科常见病：山茱萸具有较好的收敛止血功效，常被用于妇女体虚所致的月经过多、崩漏带下等症，对男科、妇科的常见病均有良好的治疗作用。

增强心脏功能：山茱萸能增强其心肌收缩性，提高心脏效率，扩张外周血管，明显增强心脏泵血功能。

降低血脂，防治动脉硬化：山茱萸的醇提物具有降血脂的作用，可以降低血清甘油三酯、胆固醇的含量，有效防治动脉硬化。

应用指南

治遗尿，可用山茱萸、覆盆子、茯苓各9克，附子3克，熟地12克，以水煎服。

治功能性子宫出血或月经过多，取山茱萸30克，白术30克，生黄芪15克，煅龙骨25克，生白芍15克，茜草10克。水煎服，每日1剂。

治老人尿频失禁，可用山茱萸9克，五味子6克，益智仁6克，以水煎服。

治糖尿病，可用山茱萸15克，乌梅10克，五味子15克，苍术10克，水煎服，每日1剂，有生津止渴之功。

注意事项

❶ 山茱萸与桔梗、防风、防己相克。

❷ 强阳不痿、素有湿热、小便淋涩者忌服。

选 **购要点**

山茱萸以皮内肥厚、色红油润、酸味浓、干燥无核、洁净者为佳。

存 **储方法**

山茱萸易发霉、变色，宜将其置于干燥、通风处，注意防蛀。

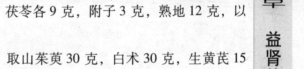

第五章 益肾壮阳药

山萸肉粥

原料 山萸肉 15 克，粳米 60 克，白糖适量。

做法 先将山萸肉洗净，去核，与粳米同入砂锅煮粥，待粥将熟时，加入白糖，稍煮即成，早、晚各食 1 次。

功效 补益肝肾，涩精敛汗。适用于肝肾不足之头晕目眩、耳鸣腰酸、遗精、遗尿、虚汗不止、肾虚带下、小便频数。

萸肉黄芪汤

原料 山萸肉 10 克，黄芪 20 克，大红枣 10 个，冰糖适量。

做法 上述几味药物共煎取汁，加适量冰糖，分数次代茶饮用。

功效 适用于食欲不振、夜卧不安、口渴、小儿自汗等。

中药小故事

　　春秋战国时期，太行山一带地区属赵国，山上村民大都靠采药为生，但必须把采来的名贵中药向赵王进贡。一日，一位村民给赵王进贡"山萸"，谁知赵王见了大为不悦，将使者赶了出去。幸亏一位姓朱的御医追去，留下了山萸，种在自家院里。三年后的一日，赵王旧病复发，腰痛难忍。朱御医忙用山萸煎汤给赵王服用，赵王用药三日后竟痊愈。赵王询问朱御医给他服的是什么药，朱御医回答说："就是几年前山民进贡的山萸。"赵王听后大喜，下令广种山萸。为表彰朱御医的功绩、赵王将山萸更名为"山朱萸"，时间久了，人们又将山茱萸写成"山茱萸"。

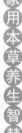

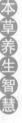

用好本草 疾病不扰

家用本草养生智慧

《黄帝内经·素问·至真要大论》中有这样一句话："诸风掉眩,皆属于肝。"所谓的"诸风",是指各种风证,"掉"即抽动,"眩"即眩晕。意思是说,各种风证,例如头痛、耳鸣、心烦、抽搐、震颤、眩晕等,大都属于肝病的范畴。临床上,凡属以上表现,皆可以风辨治,并将其与肝联系起来考虑。在治疗这些病症时,中医常以熄风为治疗法则,采用一些平肝熄风类药材,如天麻、钩藤、牛黄等,均具有良好的疗效。

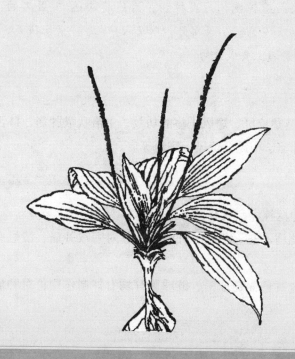

第六章 平肝熄风药

牛黄——清热凉肝，熄风止痉

性味：性凉，味苦。

归经：归心经、肝经。

别名：家牛、黄牛、丑宝等。

用法用量：0.3～0.7克。

适用人群：湿热者。

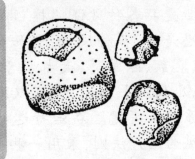

牛黄作为药物使用，在中国已有两千余年的历史。《神农本草经》中把它列为"上品"之药。明代著名医家缪希雍评价牛黄为："能解百毒而消痰热，散心火而疗惊痫，为世神物，诸药莫及也。"著名的"中医三宝"的安宫牛黄丸、紫雪丹、至宝丹，以及六神丸、牛黄上清丸、牛黄解毒丸等，都是以牛黄为主要成分的。

传统功用

牛黄有清热解毒、清热凉肝、熄风止痉的功效，主治咽喉肿痛、口舌生疮、痈疽疔毒、惊厥、抽搐、中风、惊风、癫痫等症。

中药新解

镇痛：牛黄可以抑制中枢神经，具有显著的镇痛作用。

治疗咽喉肿痛：牛黄能清心热、化痰、开窍醒神，对咽喉肿痛、溃烂有良好的治疗效果。

杀菌、抗癌：牛黄对金黄色葡萄球菌、链球菌等均有抑制作用，对肿瘤也有较强的抑制作用。

应用指南

治肝癌，取麝香、牛黄各3克，乳香、没药各30克，熊胆3克，三七粉、人参各30克，共研细末，黄米浆为丸，绿豆大，每次1克，每日3次。

治带状疱疹，将牛黄解毒片压碎，加入生理盐水调成糊状外涂患处，每日3～4次。一般用药3～6天即获显效，且愈后不留后遗症。

治心脑血管疾病，取葛根、地骨皮、丹参各10克，竹沥水3克，牛黄1克，热水冲泡或煎汤服用。

注意事项

❶ 孕妇慎服。

❷ 无热邪者不宜。

❸ 本品性寒凉，不可久服。

选 **购要点**
牛黄以个整齐、色泽鲜艳、棕黄色、质细腻、气味清香者为佳。

存 **储方法**
可用深棕色玻璃瓶贮存，或用塑料袋包装放入铁盒内。牛黄不宜冷存，以免变黑失效。一旦发霉，可用酒擦洗。

家庭药膳

蜂蜜牛黄饮

🅟 原料 牛黄0.6克，蜂蜜80克。

🅜 做法 将蜂蜜与牛黄混合一起，兑温开水服用，每日1剂。

🅖 功效 适用于眼力昏花、衰退、眼角肿胀等症。

牛黄酒

🅟 原料 牛黄、钟乳（研）、麻黄、秦艽、人参各2.4克，桂心2克，龙角、白术、甘草、细辛、当归各1.5克，杏仁1.2克，蜀椒、蜣螂虫各9克，白酒500毫升。

做法 将前上药捣碎，入布袋，置容器中，加入白酒，密封浸泡7天后，过滤去渣即成。每次服5毫升，每日服3次。

功效 益气助阳，活血祛风，清心镇惊。主治小儿惊痫。

中药小故事

战国时期，扁鹊在渤海一带行医。一日，他正准备为一位邻居治疗中风。这时，门外传来一阵喧闹声，原来是邻居的儿子正在请人宰牛，宰杀完黄牛，邻居的儿子发现，在牛胆里有一块结石，扁鹊对此颇感兴趣，便要来了块结石。经过实践证明，这块结石具有清心开窍、镇肝熄风的功效。因为它生于牛身，凝于肝胆而成黄，扁鹊便称它为"牛黄"。

天麻——熄风止痉，平肝潜阳

性味：性平，味甘。

归经：归肝经。

别名：鬼督邮、明天麻、水洋芋等。

用法用量：3～10克，煎服。

适用人群：肝阳上亢者。

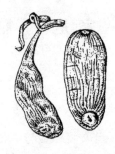

天麻，原名"赤箭"，是一味家喻户晓的抗眩晕中药。很多人觉得头晕眼花时，就吃点天麻。天麻味甘、性平，有平肝、熄风、止痉的功能。天麻治疗眩晕，主要适用于实证，其中肝阳上亢或风痰上扰所致的眩晕尤为适宜。

传 统功用

天麻有熄风止痉、平肝潜阳、祛风通络的功效，临床常用于头痛眩晕、肢体麻木、小儿惊风、癫痫抽搐、破伤风。

中药新解

镇痛、镇静：天麻对三叉神经痛、血管神经性头痛、脑血管病头痛、中毒性多发性神经炎等，有明显的镇痛效果；对神经衰弱也有良好的改善作用。

抗惊厥：天麻对面神经抽搐、肢体麻木、半身不遂、癫痫等有一定疗效，还有缓解平滑肌痉挛以及缓解心绞痛、胆绞痛的作用。

降低血压：天麻能治疗高血压。久服可平肝益气、利腰膝、强筋骨，还可增加外周及冠状动脉血流量，对心脏有保护作用。

应用指南

治肝阳上亢型眩晕，伴有面红目赤、口苦易怒，重者肢麻震颤、眩晕欲仆、头痛、语言不利、恶心呕吐、舌红苔黄等症，可用天麻、钩藤各10克，石决明、生牡蛎（先煎）、代赭石（先煎）各30克，川牛膝、益母草、黄芩、山栀、杜仲各10克，桑寄生、茯神各12克，以水煎服。

治风痰上扰型眩晕，伴有头重如蒙、视物旋转、胸闷作恶、呕吐痰涎、食少多寐、苔白腻等症，可用半夏、白术、天麻、橘红、茯苓各10克，生姜2克，红枣、甘草各6克，以水煎服。

注意事项

① 病人见津液衰少、血虚、阴虚等，均慎用天麻。

② 凡脾胃虚弱、呕吐泄泻、腹胀便溏、咳嗽痰多、感冒者均慎用。

③ 服用本品同时不宜服用藜芦、五灵脂、皂荚或其制剂。

④ 服用本品时不宜喝茶和吃萝卜，以免影响药效。

选 购要点

天麻以质地坚实、体重、有鹦哥嘴、无空心者为佳。

存 储方法

由于天麻易生虫、霉变，所以应贮存在密闭、干燥的容器内。放置干燥通风处，以防止回潮霉变。

第六章　平肝熄风药

家庭药膳

天麻钩藤茶

原料 天麻5克，钩藤6克，绿茶10克。

做法 将天麻、钩藤洗净，加水适量煎煮2次，去渣，以其汁液冲泡绿茶盖严浸泡5～10分钟即可。每日1剂，代茶饮用。

功效 平肝，熄风，镇静。适用于肝阳上亢之高血压、头晕目眩、神经衰弱、四肢麻木等。

天麻茶

原料 天麻6克，绿茶3克，蜂蜜1匙。

做法 将天麻加水500毫升，煎沸20分钟，加入茶叶稍沸片刻，取汁，和入蜂蜜即成。

功效 熄风定惊，平肝潜阳，疏风止痛。

天麻酒

原料 天麻72克，制首乌36克，丹参48克，黄芪12克，杜仲、淫羊藿16克，白酒2000毫升。

做法 将上述各味切碎，纳入纱布袋内，扎紧袋口，放入酒坛内，倒入白酒密封，每天振摇1次，浸泡半个月以上，即成。每日2次，每次服10毫升。

功效 补养肝肾，活血祛风。适用于冠心病、高血压、高脂血及肥胖等症。

中药小故事

　　很久以前，在荆山深处有一个部落，住着百十户人家。一年，部落里突然流行一种奇怪的病，这种病发作时人会四肢抽搐、半身瘫痪。部落的首领听说五道峡有一个神医能治疗这种病，便翻山越岭寻找神医，终于拿到了治病解药，救活了众位乡亲。从此，这药材就一年一年地繁殖下来。人们说这药材是神医所赐的上天之物，又专治头晕目眩、半身麻痹瘫痪，就把这种药材称为"天麻"。

用好本草 疾病不扰

家用本草养生智慧

钩藤——清热平肝，熄风定惊

性味：性微寒，味甘、苦。

归经：归肝经、心包经。

别名：双勾、双钩、双钩藤等。

用法用量：3～12克，煎服。

适用人群：风痰上扰者。

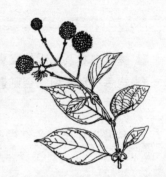

钩藤是一种常用中药，其味甘，性微寒，有清肝热、平肝阳、息肝风的功效，为肝经阳盛、风动之要药。《本草纲目》介绍说："钩藤，手足厥阴药也，足厥阴主风，手厥阴主火，惊痫眩运，皆肝风相火之病，钩藤通心包于肝木，风静火息，则诸证自除。"据近代临床研究报道，钩藤还有降低血压和镇静作用。

传统功用

钩藤具有清热平肝、熄风止痉的功效，主治肝火上逆头痛目赤，肝阳上亢头晕目眩、热盛动风惊痫、小儿惊风、夜啼、子痫、中风瘫痪、肢节挛急等症。

中药新解

降低血压：钩藤中的营养物质能扩张外周血管，从而血压持久而平稳地下降。随着血压的下降，头晕、头痛、心慌、气促、失眠等症状亦相应减轻或消失。

镇静，抗惊厥：钩藤对中枢运动性分析器兴奋性增高的状态，确有一定的抑制作用。

抗血栓：钩藤可以显著抑制血小板的聚集，预防血栓的形成。

应用指南

治小儿惊热，取钩藤50克，硝石25克，甘草0.5克（炙微赤，锉）。上药捣细，罗为散。每服，以温水调下2.5克，每日服3～4次。

治高血压，头晕目眩，神经性头痛，取钩藤10～25克，以水煎服。

治全身麻木，取钩藤茎枝、黑芝麻、紫苏各35克。以水煎服，每日3次。

注意事项

① 脾胃虚寒及无阳热实火者慎服。

② 钩藤不宜久煎，否则影响效力。

选购要点

钩藤以质坚、色红褐或棕褐、有钩者为佳。

储存方法

贮干燥容器内，置通风干燥处保存。

家庭药膳

荷叶钩藤首乌汤

原料 鲜荷叶1张，钩藤30克，首乌50克，猪脊骨500克，田七10克。

做法 将以上药材洗净加水煮沸，猪脊骨碎块放入已煮沸的药汤中共熬90分钟，熄火前10分钟放荷叶及盐。

功效 除风湿，清头目，疏肝解郁。适于高血压、肥胖、便秘患者食用。

天麻钩藤粥

原料 天麻、钩藤、杜仲、桑寄生、益母草、夜交藤、夜苓各10克，石决明30克，梗米100克，白糖适量。

做法 先用水煮石决明30分钟，再将其他药放入，加水煎煮30分钟，去渣取汁，加入洗净的梗米煮粥，粥将熟时加入白糖调匀，稍煮即可。

功效 平肝熄风，滋阴清热。适用于高血压，因肝阳上亢而致的头痛眩晕、失眠等症。

关于钩藤的功效，《红楼梦》中讲到薛蟠之妻夏金桂不听薛宝钗好言相劝，借酒发疯，大吵大嚷，气得薛姨妈怒发冲冠，肝气上逆，"左肋疼痛得很"，宝钗"等不及医生来看，先叫人去买了几钱钩藤来，浓浓地煎了一碗，给母亲吃了"，"停了一会儿，略觉安顿"，薛姨妈"不知不觉地睡了一觉，肝气也渐渐平复了"。近代医家也多用钩藤治疗肝炎患者的心烦意乱、性情暴躁、左肋疼痛，同样也取得良好的疗效。

 # 地龙——清热定惊，解毒镇痉

| 性味：性寒，味咸。 |
| 归经：归胃经、脾经、肝经、肾经。 |
| 别名：广地龙、土蟺、蚯蚓等。 |
| 用法用量：5～10克。 |
| 适用人群：热性体质者。 |

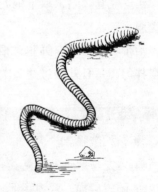

地龙俗称蚯蚓，是疏松土壤、改善土质的能手，同时也是一味良药。中医典籍云："地龙无地不透，最能活血。"前人又说它有"清热解痉、通络、利水之功"。地龙药理活性与营养价值很高，含有丰富的氨基酸、不饱和脂类、核苷酸、微量元素等成分，对人体许多系统都有调节功能。

第六章　平肝熄风药

传 统功用

地龙可清热、镇痉、利尿、解毒，主治热病惊狂、小儿惊风、咳喘、头痛目赤、咽喉肿痛、小便不通、风湿关节疼痛、半身不遂等症；外用涂丹毒、漆疮等症。

中药新解

止咳平喘：地龙可舒张支气管，平定气喘的疗效较好，对哮喘偏于热证者尤为适宜。

降血压：地龙可引起内脏血管扩张，进而使血压下降，适用于早期高血压伴肢体麻木者。

降低血小板聚集：地龙可降低血液黏稠度，能使凝固的血块溶解，有较强的溶栓作用，使心血管或脑血管梗死部分血流通畅，功能恢复。

应用指南

治高血压，取干地龙4.5～9克，水煎服或研末吞服。

治支气管哮喘，取干地龙数克，研为细末，每日3次，每次3克，温开水送服。

治带状疱疹，取鲜韭菜根15克，活地龙10条，将上药捣糊，加入香油适量拌匀，每日外擦患处2次，并用消毒敷料包扎。

注意事项

① 孕妇禁服。

② 地龙与葱、盐相克。

③ 阳气虚损、肾虚喘促、血虚不能濡养筋脉者不宜服用。

④ 胃呆纳少者不宜多用。

⑤ 肌肉注射地龙针剂可出现过敏反应，过敏体质者慎用。

⑥ 地龙不可过量使用，否则会引起消化道出血等不适反应。

选 购要点

地龙以身干、条大、不碎者为佳。

存 储方法

将地龙置于通风干燥处保存，防霉，防蛀。

僵蚕地龙蛋

原料 僵蚕、地龙各2条，鸡蛋2个。

做法 僵蚕、地龙研为细末。在鸡蛋的一头打破一个小孔，将以上药物放入鸡蛋中，再用胶布封帖小孔口。鸡蛋放锅中蒸熟后，去壳食用，每次1个，每日2次。

功效 僵蚕熄风定惊、化痰散结，地龙定喘镇痉、清热除痰，可用于治疗支气管哮喘。

冬瓜焖地龙

原料 地龙30克，冬瓜500克，清汤、蒜泥、淡豆豉、精盐、胡椒粉、酱油、味精、葱白各适量。

做法 将地龙烘干，研末备用；冬瓜刨净外表皮，去瓤，洗净切块，在沸水锅内稍烫至半断生；砂锅内放入适量清汤、蒜泥、淡豆豉等，武火煮沸后，再入冬瓜、地龙末，文火煮至冬瓜熟时，调入精盐、胡椒粉、酱油、味精、葱白调味即成，每日1剂。

功效 通络祛风，利水降压。适用于卒中后遗症、肥胖症、冠心病、肾病综合征等。

中药小故事

　　传说，赵匡胤患了"蛇缠腰"（带状疱疹），他的哮喘病也一起复发了。宫廷的太医们绞尽了脑汁，也没有回春之术。这时一位医官想起一个擅长治皮肤病的药铺掌柜，就推荐给赵匡胤。掌柜奉旨来到宫中，取出几条蚯蚓放在盘里，撒上蜂蜜，不久蚯蚓即为溶液。他将溶液涂在赵匡胤的患处，又令其内服下剩余的溶液。掌柜怕讲出实话反而使赵匡胤疑心不愿服用，便随机应变地说："此药名曰'地龙'，龙补龙自有效。"赵匡胤听了非常高兴，就把药汁服了下去。两天后，赵匡胤的疱疹、哮喘均治好了。从此，"地龙"的名声和功能也就广泛流传开了。

第六章　平肝熄风药

僵蚕——散风降火，化痰攻坚

性味：性平，味咸、辛。

归经：归肺经、肝经、胃经。

别名：天虫、姜蚕等。

用法用量：5～9克，煎服。

适用人群：风热者。

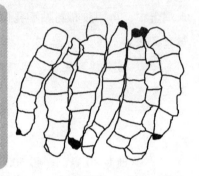

僵蚕是家蚕感染白僵菌而发病致死的干燥体，味咸辛、性平，入肺、胃、肝经，有化痰、止咳、止痉、祛风泄热、消肿散结的功效。《本草纲目》讲："（僵蚕）散风痰结核，瘰疬，头风，风虫齿痛……一切金疮，疔肿风痔。"

传统功用

僵蚕有散风降火、化痰攻坚、解毒疗疮的功效，常用于惊风抽搐、咽喉肿痛、颌下淋巴结炎、面神经麻痹、皮肤瘙痒等症。

中药新解

杀菌：僵蚕所含蛋白质有刺激肾上腺皮质的作用，对金黄色葡萄球菌、大肠杆菌、绿脓杆菌等有抑制作用。

抗癌：僵蚕具有抗癌活性，对鼻咽癌、唇癌、喉癌、食管癌、乳腺癌、宫颈癌、肝癌等均有一定的作用。

防治小儿感冒：僵蚕既可治疗又可预防感冒，很适合易感儿童食用。

止咳平喘：僵蚕有解痉定喘、化痰止咳和散风泄热的功效，对中、轻度哮喘有较好的缓解作用，但不适用于虚喘、寒喘者。

应用指南

治痔疮，取僵蚕 30 克、全蝎 10 克、藕节 15 克，将所有药物研细粉调匀，分为 10 等份。鸡蛋打一小口，放入药粉 1 份，煮熟，每日食 1 枚；10 天为一个疗程。

治阴囊湿疹，取僵蚕 20 克，苦参、白矾、芒硝各 15 克，地榆 18 克，连翘 30 克。水煎后外洗坐浴，每日 1 次，每次 30 分钟。

治支气管哮喘，取僵蚕 15 克，全蝎 3 克，地龙 10 克，桃仁 10 克。将上药共研细末，混匀，水泛为丸。每日 6 克，每日 2 次，连用 15 天为一疗程。

注意事项

① 僵蚕有抗凝作用，凝血机制障碍及出血倾向患者应慎用。

② 僵蚕含草酸铵，进入体内可分解产生氨，肝昏迷患者慎用。

③ 僵蚕内服可致过敏反应，出现痤疮样皮疹及过敏性皮疹，停药后均能消失。

④ 少数患者有口咽干燥、恶心、食欲减少、困倦等反应。

选购要点

僵蚕以条直肥壮、质坚、色白、断面光者为佳。

存储方法

将僵蚕置于干燥处保存，注意防蛀。

家庭药膳

僵蚕止咳茶

原料 白僵蚕 30 克。

做法 白僵蚕研为末，备用。将僵蚕放入杯内，倒入沸水，盖上盖子闷 15 分钟，临睡时温服。

功效 适用于痰多咳喘，喉痛如剧，不能安卧。

僵蚕豆淋酒

原料 黑豆、僵蚕各 250 克，白酒 1000 毫升。

做法 将黑豆炒焦，以酒淋之，绞去渣，贮于净器中；将僵蚕投入净器中，以酒浸泡之，经5日去渣备用。不拘时候，每次温服一小杯。

功效 健脾利水，祛风泄热。主治痛风等症。

中药小故事

　　古时候有一个孤苦的小女孩，从小就没有父母，靠养蚕为生，她常常在夜深人静的时候与蚕讲话，时间一长，蚕也通了人性。多年过去了，小女孩长成了漂亮的姑娘。然而有一天，姑娘突然生病了，连饭也吃不下。一天晚上，一位穿银色外衣的慈祥老奶奶出现在她家，告诉她，她是蚕奶奶，只要它服下"僵蚕"就可以把病治好，转眼之间老奶奶就消失了。姑娘听了老奶奶的话，服用后很快就复原了。

白蒺藜——平肝解郁，祛风明目

性味：性平，味苦、辛。

归经：归肝经。

别名：蒺藜、杜蒺藜、旱草等。

用法用量：6～9克。

适用人群：气郁、肝阳上亢者。

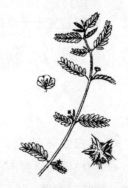

白 蒺藜为蒺藜科一年或多年生草本植物白蒺藜的果实，有平肝疏肝、祛风明目之效。《名医别录》对其功效有记载："治身体风痒、头痛……小儿头疮、痈肿阴溃。"

传统功用

白蒺藜可平肝解郁、祛风明目，主要用于肝阳眩晕头痛、肝郁胁痛、风热头痛、目赤肿痛、皮肤瘙痒等症。

中药新解

利尿、降血压：其含脂肪油及少量挥发油、鞣质、树脂、甾醇、钾盐、皂苷微量生物碱、水浸液及乙醇浸出液，对麻醉动物有降压作用、利尿作用。

治疗皮肤瘙痒：白蒺藜有祛风止痒的作用，对皮肤瘙痒有一定的疗效。

美白、去瘢痕：白蒺藜含有多种生物碱和苷类及多种丰富的过氧化物分解酶，有明显抗衰老作用，可明目轻身，去除瘢痕。

应用指南

治牙龈出血，可取白蒺藜 10 克，水煎汤含漱。

治偏头痛，可取白蒺藜、僵蚕各 10 克，白芷 30 克，水煎服，每日 3 次。

治荨麻疹，可取白蒺藜、防风、蝉蜕、苏叶各 10 克，水煎服，每日 3 次。

治乳房胀痛，可取白蒺藜、紫胡、青皮各 10 克，香附 20 克，水煎服，每日 2 次。

注意事项

① 血虚气弱者慎服。

② 孕妇忌服。

选购要点

白蒺藜以颗粒均匀、饱满坚实、灰白色者为佳。

存储方法

将白蒺藜置于通风干燥处保存。注意防霉蛀。

🍲 家庭药膳

白蒺藜药酒

原料 白蒺藜（去皮、刺）750 克，青稞 250 克。

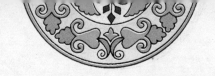

做法 取白蒺藜 500 克，与青稞混合，加水约 2000 毫升，煎煮，取出放至室温，下曲发酵。再取白蒺藜 250 克，加水 5000 毫升，煎煮汤液，慢慢兑入上述发酵液中，置热处，密封贮存 6～8 天即得。热服，每次 50 毫升，每日 2 次。

功效 祛风除湿，通经活络。用于风湿性关节炎、关节肿痛、头晕、耳鸣及慢性盆腔炎、肾炎，以及妇女月经不调、白带过多。

白蒺藜茶

原料 当归、山楂各 10 克，白藓皮、白蒺藜各 5 克。

做法 将当归洗净；山楂洗净，去子。将诸药同置杯中，冲入沸水，密封浸泡 10～20 分钟后代茶饮用，每日 1 剂，连续 1 个月。

功效 疏肝健脾，消斑化瘀。适用于黄褐斑、蝴蝶斑、妊娠斑、日晒斑、老年斑、激素斑、色素斑、雀斑等面部色斑以及皮肤色素沉着等。

白蒺藜鸡汤

原料 白蒺藜 10 克，百合、淮山药、莲子、芡实各 15 克，党参 20 克，薏苡仁 30 克，乌骨鸡 1000 克，精盐适量。

做法 将乌骨鸡去毛及内脏，切块，放入炒锅内加水适量炖至半熟，再加入上述药物同炖至鸡肉烂熟，加精盐调味即可，食鸡肉、饮汤。

功效 此汤具有治疗脾胃虚弱、气血不足的功效，常食可以使皮肤柔嫩、皱纹减少、雀斑消除、润泽生辉。

中药小故事

相传，永乐公主从小面黄肌瘦，体弱多病。安史之乱后，永乐公主与皇家失散，幸好一位好心的道士收留了她。公主每天都跟随道士的女儿采集一种药物，采回的药除了交给道士做药用外，剩下的就自己当茶喝。三年过去了，永乐公主变得愈发健康、漂亮。后来，朝廷召回了她，她便极力向哥哥肃宗推荐这种药，肃宗试用了半个月，果然精神倍增，不禁对此药大加赞赏。这味药就是白蒺藜。

罗布麻——清热平肝，利水消肿

性味：性凉，味甘、微苦。

归经：归肝经。

别名：红麻、野麻、茶叶花等。

用法用量：5～10克。

适用人群：湿热者。

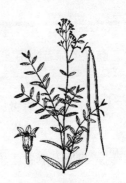

罗布麻是夹竹桃科多年生草本植物，它浑身是宝，富含罗布麻苷、强心苷、黄酮、氨基酸、多种生物碱和其他许多人体所需的微量元素。中医常用罗布麻平肝安神，清热利水。临床医治肾炎浮肿、心悸失眠、神经衰弱和感冒发烧等。近代又发现它对高血压、冠心病等心血管病有理想的疗效。罗布麻能制成茶，新疆维族百岁老人长寿秘诀之一，就是常饮罗布麻叶茶。

传统功用

罗布麻清热平肝、利水消肿，主治高血压、眩晕、头痛、心悸、失眠、肝炎腹胀、肾炎浮肿等症。

中药新解

降血压，降血脂：罗布麻叶含有大量黄酮、三萜、有机酸、氨基酸等化学成分，可降血压、降血脂、增加冠状动脉流量，对高血压、高血脂有较好的疗效，尤其对头晕症状、改善睡眠质量有明显效果。

治疗水肿：罗布麻有一定的利尿消肿的作用，对肾性水肿、心性水肿、肝硬化水肿等均有一定的治疗效果。

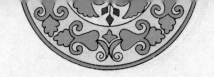

治高血压，用罗布麻叶3克，用开水冲泡代茶饮。

治水肿、心力衰竭，取罗布麻根12克，水煎分2次服。

治神经衰弱、脑震荡后遗症、心悸、失眠、高血压等，可用罗布麻叶3克，以开水浸泡，代茶饮用。

注意事项

脾虚慢惊者慎用。

选购要点

罗布麻以质嫩、色绿、植株完整、干燥、无泥沙等杂质者为佳。

存储方法

将罗布麻置于干燥处保存，注意防霉蛀。

家庭药膳

罗布麻饮

原料 罗布麻叶50克，白糖适量。

做法 罗布麻叶置瓷杯内，加开水400克，盖严，闷约半小时，加适量白糖。宜温服。

功效 强心降压，清凉祛火，利尿。

中药小故事

有一年，塔里木河下游的台特玛湖干涸了，人畜都濒于死亡。罗布人考干翻过八十一道沙山，走过四十九条干河床，为大家寻找水源。他顽强地向前走，最后渴死在荒滩之上，用他的身体变成一条波涛澎湃的大河，挽救乡亲们的生命。他的妻子思念丈夫心切，便随水而行，河水漫流到哪儿，哪儿就有考干，哪儿就有妻子的脚印。最后，她变成了罗布麻，她留下脚印的河岸、沙滩、海子边，到处都长满了罗布麻。

用好本草 疾病不扰

家用本草养生智慧

健胃消食药多味甘性平，主归脾、胃二经，具有消食化积、健脾开胃、和中之功。现如今，胃口不好、消化不良的人非常多，这虽然不是什么大病，但如果长期胃口差，整个身体会受到很大影响，日积月累甚至会引发一些慢性疾病。因此，多了解一些健胃消食类中草药，并常备于家中，就能让你轻松摆脱脘腹胀满、嗳气泛酸、恶心呕吐、不思饮食、泄泻或便秘等重负。

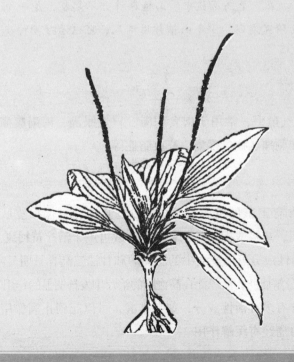

第七章

健胃消食药

 # 山楂——消食健胃，行气散瘀

性味：性微温，味酸、甘。

归经：归脾经、胃经、肝经。

别名：山里红、红果、山里果等。

用法用量：10～30克，煎服或生用。

适用人群：气滞、血瘀者。

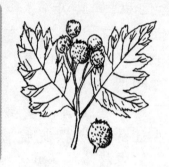

山楂为蔷薇科植物山楂、山里红或野山楂的果实。它是临床上常用的中草药之一，性微温，微酸、甘，能消食健胃、行气散瘀，用于肉食积滞、腹胀泄泻等。在中草药家族中，山楂也许并不起眼，是一个"小字辈"，可是近年来的研究发现，小小山楂作用不凡，可以治疗多种疾病，让人刮目相看。

传统功用

山楂消食健胃、行气散瘀，常用于肉食积滞、胃脘胀满、泻痢腹痛、瘀血经闭、产后瘀阻、心腹刺痛、疝气疼痛、高血脂症等。

中药新解

消除黄褐斑：山楂中含有丰富的维生素C，可以防止氧化，保护皮肤，局部涂搽可以起到保护作用，减轻或抑制黑色素形成，故可用于治疗黄褐斑。

降低血脂：山楂中的活性成分可以使血中的胆固醇和甘油三酯含量明显降低，山楂中的脂肪酶则可以分解脂肪，所以能在高血脂的治疗中发挥明显的作用。

缓解痛经：中药山楂含有多种活性成分，如咖啡酸，可以起到止痛作用，而且山楂可以活血散瘀，对痛经有缓解作用。

应用指南

治消化不良，取焦山楂 10 克，研末加适量红糖，开水冲服，每日 3 次。或生山楂 10 克，炒麦芽 10 克，水煎服，每日 2 次。

治高血压、肝火头痛、暑热口渴，取山楂 15 克，鲜荷叶 50 克，煎水代茶常饮。

治高血脂症，取山楂 10 克，杭菊 10 克，决明子 15 克，稍煎后代茶饮，每日 1 次。

治闭经，取山楂 60 克，鸡内金 10 克，红花 10 克，红糖 30 克，每日 1 剂，煎服。

注意事项

① 胃酸过多、消化性溃疡和龋齿者少食。

② 服用滋补药品期间忌服。

③ 孕妇禁食，否则易促进宫缩，诱发流产。

④ 山楂不宜与猪肝、海产品同食。

⑤ 山楂与含维生素 C 分解酶的果蔬不宜同食。

选 购要点

山楂以外表呈深红色、鲜亮而有光泽、果实丰满、圆鼓并且叶梗新鲜者为佳。

存 储方法

如果是新鲜山楂，可以放到冰箱的冷藏室内保存；还可以将山楂切成薄片，晒干，密封，放到冰箱冷冻室内保存。

家庭药膳

山楂粥

原料 山楂 30～40 克，粳米 100 克，砂糖 10 克。

做法 先将山楂入砂锅煎取浓汁，去渣，然后加入粳米、砂糖煮粥。可在两餐之间当点心服食，不宜空腹食。

功效 健脾胃，消食积，散瘀血。适用于高血压、冠心病、心绞痛、高脂

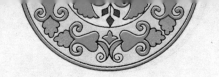

血症，以及食积停滞、腹痛、腹泻、小儿乳食不消等。

蜜山楂

原料 山楂300克，蜂蜜适量。

做法 将山楂洗净，去掉果柄、果核，放在铝锅内，加水适量，煎煮至7成熟、水将耗干时加入蜂蜜，再以小火煮熟透收汁即可。冷却后放入瓶罐中贮存。每天适量服用。

功效 开胃消食，活血化瘀。适用于冠心病以及肉食不消、腹泻。

中药小故事

相传，很久以前，有个姑娘叫石榴，爱上了名叫白荆的小伙。石榴的美貌惊动了皇帝，派人抢走了她，迫其为妃。石榴被抢后，白荆追至南山，日夜伫立山巅守望，日久化为一棵小树。石榴设法逃离后找到了白荆化身，悲痛欲绝，也幻化为树，并结出小红果，人们叫它"石榴"。皇帝闻讯下令，不准人叫它"石榴"，而叫"山渣"，但人们喜爱刚强的石榴，都称她为"山楂"。

乌梅——促进食欲，生津止渴

性味：性平，味酸、涩。

归经：归肝经、脾经、大肠经。

别名：熏梅、黑梅、梅实、干枝梅等。

用法用量：4～8克，煎汤。

适用人群：食积者。

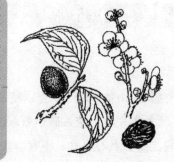

乌梅是临床常用的一味药材，能够防治许多疾病，适合虚热口渴、胃呆食少、胃酸缺乏、消化不良、慢性痢疾肠炎之人食用。乌梅还是生津解暑的上佳果品，不但可以食用，还可以加工成乌梅汁，汤色近赤黑，其功效与酸梅相同。北京产的桂花乌梅汤是很有名的夏季健康饮料，用软包装或易拉罐包装的产品在国内外十分畅销。

传统功用

乌梅具有促进食欲、生津止渴、敛肺止咳、涩肠止泻、固崩止血、安蛔等功效，主治久咳、虚热烦渴、久疟、久泻、痢疾、便血、尿血、血崩、蛔厥腹痛、呕吐、钩虫病等。

中药新解

促进食欲：乌梅中的酸性物质能够刺激唾液腺、胃腺分泌消化液，从而促进食欲、帮助消化。

杀菌抑菌：乌梅能够抑制多种致病菌，如痢疾杆菌、大肠杆菌、伤寒杆菌、副伤寒杆菌、百日咳杆菌、脑膜炎双球菌等。同时乌梅还能增加胆汁的分泌，预防胆道感染和胆结石。

抗老抗衰：乌梅中的梅酸可软化血管，延缓血管的老化、硬化，从而抗老抗衰。

应用指南

治干咳无痰，急、慢性咽喉炎，取乌梅1个，洗净含服，上、下午各1次。

治久泻、久痢，取乌梅15克，捣碎后以水煎服，每日2次。

治牛皮癣，取乌梅500克，白糖适量，将乌梅加水熬成膏状，每日3次，每次9克。

注意事项

❶ 感冒发热，咳嗽多痰，胸膈痞闷之人忌食。

❷ 菌痢、肠炎的初期忌食。

❸ 妇女正常月经期以及孕妇产前、产后忌食。

❹ 乌梅和猪肉搭配，否则会影响营养素的吸收。

第七章 健胃消食药

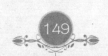

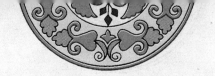

选 购要点
乌梅以肉质柔软、色乌黑、核坚硬者为佳。

存 储方法
乌梅容易发霉，保存时需要将其装入瓷罐内密封，并置于阴凉、干燥、通风处。

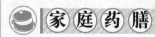

家庭药膳

乌梅汤

原料 乌梅10只，红糖适量。

做法 将乌梅放入锅内，加水500毫升煎汤，酌加红糖，以之代茶，每日服数次。

功效 此食疗用于湿热型腹泻，有大便如水样，伴不消化食物、呈草绿色或黄色、有少量黏液、小便黄少等症状的人。

乌梅粥

原料 粳米50克，乌梅20克，冰糖30克。

做法 乌梅放入锅内，加400毫升清水煮到汤汁剩一半时关火，滤出乌梅汁。锅中放入粳米，倒入乌梅汁以及适量清水，以武火煮开，文火熬煮，待粥体浓稠时，加冰糖搅拌，融化后关火即可。

功效 开胃消食，缓解便秘，软化血管，防老抗衰。

中药小故事

　　元朝末年，朱元璋曾是个卖乌梅的小商贩，那时瘟疫横行，朱元璋也不幸被感染了，一病不起。当他挣扎着去库房取乌梅时，忽然闻到了乌梅的阵阵酸气，马上就感觉精神振作了许多。于是，他便以乌梅为主料，搭配山楂、甘草两味中药加水煮成汤，每天服用，过了几天，他的瘟疫竟然奇迹般地痊愈了。朱元璋称帝后，仍对乌梅汤情有独钟，于是乌梅汤也成了明朝宫廷里的日常养生保健饮品。

砂仁——行气调味，和胃醒脾

性味：性温，味辛。

归经：归脾经、胃经、肾经。

别名：阳春砂、春砂仁等。

用法用量：3～6克，煎服（后下）。

适用人群：气滞、痰湿者。

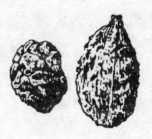

砂 仁是热带和亚热带姜科植物的果实或种子，是中医常用的一味芳香性药材。目前药用砂仁的基源主要有三种：一种是产于中国广东省的春砂；一种是中国海南的壳砂；还有一种叫缩砂密，主产于东南亚国家。其中，春砂（果实）入药的疗效比较显著，品质也比较好，在国际药材市场上享有比较高的声誉。

传 统功用

砂仁可化湿开胃、温脾止泻、理气安胎，主要用于湿浊中阻、脘痞不饥、脾胃虚寒、呕吐泄泻、妊娠恶阻、胎动不安等。

中药新解

治疗妊娠呕吐：砂仁有安胎止呕的功效，可以治疗恶心呕吐和胎动不安的症状。

治疗腹泻：砂仁能够温脾消长，对于腹泻有治疗作用。

增强食欲：砂仁具有化湿行气、理气解郁的功效，可以治疗脘腹胀痛，食欲不振。

第七章　健胃消食药

应用指南

治牙齿疼痛，用砂仁常嚼之。

治疗呃逆，取砂仁 2 克，细嚼慢咽吞服，一般服用 2 次即可止呃。

治慢性胆囊炎，取砂仁、黄连、木香各 6 克，柴胡、枳实、白芥子、大黄各 10 克，虎杖 12 克，银花、白芍各 15 克，吴茱萸、甘遂、大戟各 3 克。上药以水煎服，每日 1 剂。

注意事项

① 阴虚有热者忌服砂仁。

② 有时会引起过敏反应。

③ 凡腹痛者慎服。

选存

购要点
砂仁以个大、坚实、饱满、香气浓、搓之果皮不易脱落者为佳。

储方法
砂仁宜贮于密闭容器内，置于阴凉干燥处保存。忌日晒，防止散粒、走失香气及走油。

 家 庭 药 膳

砂仁酒

原料 砂仁、佛手各 15 克，白酒 250 克。

做法 砂仁、佛手洗净，以白酒浸泡。每次于饭后饮 1 小杯。

功效 砂仁温中化湿，佛手理气和胃。适用于湿阻气滞、脘腹胀满、饮食减少。

砂仁鲫鱼羹

原料 砂仁 15 克，鲫鱼 500 克，生姜、精盐各适量。

做法 鲫鱼加水煮沸，放入砂仁、生姜、精盐等煮成羹食。

功效 砂仁温中化湿、健胃止呕，鲫鱼补脾开胃、利湿。适用于脾虚湿

滞、呕逆少食或妊娠恶阻。

中药小故事

从前，在广东西部的阳春县发生了一次范围较广的牛瘟，全县境内的耕牛一头接一头病死，唯有蟠龙金花坑附近的耕牛没有发瘟，而且头头强健力壮。人们发现，那一带的牧童常在金花坑放牛，那里漫山遍野地生长着一种草，牛就是吃了它们才免遭牛瘟。不仅如此，一些因受了风寒引起胃脘胀痛、不思饮食的人吃了这种草后，身体也恢复了健康。这种草久而久之成为一味常用的中药，这就是砂仁的由来。

厚朴——平胃调中，消痰化食

性味：性温，味苦、辛。

归经：归脾经、胃经、大肠经。

别名：重皮、赤朴、烈朴等。

用法用量：3～10克。

适用人群：食积、气郁者。

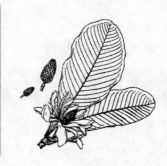

厚朴为行气消积之药，为木兰科植物厚朴和凹叶厚朴的树皮和根皮，主产于四川、湖北、安徽等地。厚朴始载于《神农本草经》，将其列入中品。陶弘景评价说："厚朴出建平、宜都，极厚，肉紫色为好，壳薄而白者不佳。"《本草汇言》记载："厚朴，宽中化滞，平胃气之药也。"

传统功用

厚朴有行气消积、燥湿除满、降逆平喘的功效，常用于食积气滞、腹胀便秘、湿阻中焦、脘痞吐泻、痰壅气逆、胸满喘咳等。

中药新解

抑菌：厚朴对金黄色葡萄球菌、八叠球菌和枯草杆菌有一定的抑制作用，对肺炎双球菌和痢疾杆菌也有抗菌活性。

除口臭：厚朴提取物有助于清除口腔异味，还能杀死大量导致牙齿损坏的微生物。

促进消化液分泌：厚朴中含有厚朴酚等有效成分，可以促进消化液分泌，进而治疗功能性消化不良。

应用指南

治脘腹胀满，取厚朴、苍术各10克，煎水服用，2～3天即可见效。

治腹胀便秘，取厚朴24克、大黄12克、枳实9克，煎水服用，以利为度。

注意事项

① 孕妇慎服。

② 气虚津亏者慎用。

选购要点

厚朴以肉细油性足，内表面紫棕色，气味浓厚，断面有亮星，嚼时残渣少者为佳。

存储方法

厚朴应置通风干燥处保存。

🍵 家庭药膳

厚朴苏叶汤

原料 厚朴、粟米心各15克，紫苏叶50克，生姜4片。

做法 紫苏叶、厚朴及粟米心分别用水清洗。水开后将所有材料放入汤煲，煲约 1 小时后去渣饮汤。

（功效）行气消肿，燥热健脾。

厚朴洋参茶

（原料）厚朴、西洋参各 15 克，陈皮、柴胡、石斛各 9 克。

（做法）上药加水，放入锅内煎煮，煮好后将汤药过滤即可。

（功效）滋阴，缓解胃虚火或脾阴虚。

厚朴粥

（原料）厚朴 10 克，大米 100 克，白糖适量。

（做法）将厚朴择净，放入锅中，加清水适量，浸泡 5～10 分钟后，水煎取汁，加大米煮粥，待粥熟时下白糖，再煮一二沸即成，每日 1 剂。

（功效）燥湿消痰，下气除满。适用于湿滞伤中、脘痞吐泻、食积气滞、腹胀便秘，痰饮喘咳等。

厚朴煨肘子

（原料）猪肘 700 克，厚朴 15 克，香附、枳壳、当归各 10 克，川芎 5 克，黄酒、生姜、精盐、酱油、味精各适量。

（做法）将诸药压碎，装入纱布袋，与猪肘同入锅内，加清水，大火烧沸后撇尽浮沫，转小火煨至八成熟时，加入调味品。待汁浓肘烂时，去除药包，装盘即可食用。

（功效）消食，开胃，补虚。

中药小故事

　　相传，一个姑娘患了一种难言的疾病，几个月都没有排便。她感到腹中绞痛难忍，想大便却便不出来。一天，她做了一个奇怪的梦，梦里有人告诉她，在她家不远处有一条小溪，溪边的杂木林中长有一棵树，其树皮能治她的病。梦醒后她便去寻找，果然找到了那棵树。姑娘剥下几块树皮，用来熬水喝，几天后排便就正常了。为了纪念梦中那位长相厚朴的恩人，姑娘就称这种药草为"厚朴"。

第七章　健胃消食药

 # 神曲——健脾消食，理气化湿

性味：性温，味甘、辛。

归经：归脾经、胃经。

别名：六曲、六神曲等。

用法用量：6～15克，煎服。

适用人群：食积者。

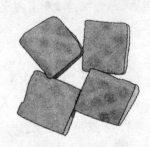

神 曲是以面粉或麸皮与杏仁泥、红小豆粉，以及鲜青蒿、鲜苍耳、鲜辣蓼等发酵而成的，有消食和胃的功效，神曲消食之力较强而健脾和中，适合各种食积不消之症。明代李时珍著《本草纲目·谷四·神曲》："昔人用曲，多是造酒之曲，后医乃造神曲，专以供药，力更胜之，盖取诸神聚会之日造之，故得神名。"

传 统功用

神曲具有消食化积、健脾和胃的功效。主要用于饮食停滞、消化不良、脘腹胀满、食欲不振、呕吐泻痢，以及妇人产后瘀血腹痛、小儿腹大坚积等。

中药新解

助消化： 神曲含有消化酶，可加强对食物的消化吸收；并含维生素 B_1，可增加胃肠蠕动，增强其推进功能，促进消化液分泌，起到助消化、除胀满的功效。

治疗胃病： 神曲含有酵母菌、淀粉酶、麦角甾醇、挥发油、脂肪、蛋白质等成分，可以有效调节脾胃功能，临床上常用于治疗慢性胃炎、萎缩性胃

炎等疾病。

抑菌：神曲中苍耳草、红小豆、青蒿均有抑菌作用，神曲含乳酸杆菌可抑制肠道内的腐败过程。

应用指南

治消化不良，取神曲 15 克，以水煎煮至药汁浓稠即可，不拘时口服。

治小儿腹泻，用炒神曲 5 克，加温开水调成糊状，加适量红糖，每日 3 次。

治白内障，用神曲 120 克、磁石 90 克（火煅醋淬）、夜明砂 60 克，加水煎煮，不拘时服用。

注意事项

① 孕妇忌服。

② 胃火旺，阴虚不足者慎服。

③ 风热感冒者慎服。

④ 过敏体质者慎服。

选 **购要点**
神曲以身干、无虫蛀、杂质少者为佳品。

存 **储方法**
将神曲置于通风干燥处，注意防蛀。

🍲 家庭药膳

神曲粥

原料 神曲 15 克，大米 50 克。

做法 将神曲研为细末，放入锅中，加清水适量，浸泡 5～10 分钟后，水煎取汁，加大米煮为稀粥，每日 1 剂，连续 3～5 天。

功效 健脾胃，助消化。适用于消化不良、食积难消、恶心呕吐、胃脘疼痛、嗳腐吞酸、脘腹胀满、大便溏泄、肢软乏力等症。

麦芽神曲饼

 原料 炒麦芽、炒神曲各 20 克，炒山楂 10 克，炒莱菔子、茯苓各 3 克，面粉 200 克，白糖适量。

做法 将山楂、麦芽、莱菔子、神曲、茯苓粉碎过筛，并与面粉混合，加水及白糖，搅拌和匀制成薄饼，烙熟食用。

功效 本品中的山楂、麦芽、神曲均为消食中药，可助消化，莱菔子除消食外还可降气化痰，配以茯苓健脾祛湿，可增加上述几味药物的消食功能。

中药小故事

神曲是汉代名医刘义研制的。相传，有一段时间，刘义发现自家鸡窝里的鸡蛋经常丢失，便留心观察，发现是一条蛇所为。为了惩罚那条蛇，他用石子做了几枚假蛋，放在鸡窝里面。蛇将假蛋吞下后，在地上痛苦地挣扎起来。刘义看见它爬进草丛，拼命吞食一种毛绒绒的小草。不多时，蛇排出一堆粪便，无事地爬走了。刘义想，这种草一定能治消化不良。于是，他以这种草为主药，研制出治疗消化不良的名药神曲。

 # 莱菔子——消食除胀，降气化痰

性味： 性平，味辛、甘。

归经： 归肺经、脾经、胃经。

别名： 萝卜子、萝白子、菜头子等。

用法用量： 6～10 克，煎服。

适用人群： 食积、咳喘者。

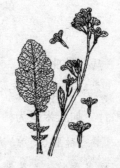

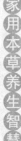
用好本草 疾病不扰

家用本草养生智慧

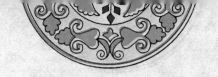

莱菔子，俗称萝卜子，为十字花科植物莱菔的种子，全国各地普遍栽培。莱菔子是临床常用的一味消食化积、降气化痰药，入脾、胃、肺经，能消食除胀，功效显著，有"冲墙倒壁"之称。《本草纲目》曰："莱菔子之功，长于利气。生能升，熟能降。升则吐风痰，散风寒，发疮疹；降则定痰喘咳嗽，调下痢后重，止内痛，皆是利气之效。"

传统功用

莱菔子具有消食除胀、降气化痰的功效，用于治疗饮食停滞、脘腹胀痛、大便秘结、积滞泻痢、痰壅喘咳等。

中药新解

杀菌：莱菔子具有抗细菌及抗真菌作用，它对链球菌、葡萄球菌、肺炎球菌、大肠杆菌等均有抑制作用。

化痰定喘：莱菔子有健胃消食、化痰平喘的作用。

降低血压：莱菔子水提物具有明显的降压作用，对于麻醉兔、猫及犬，静脉注射时均可引起动物血压下降。

消除腹胀：莱菔子有消除腹内胀气的功效，对术后腹胀、中风后腹胀等有明显疗效。

应用指南

治疗老年便秘，取莱菔子约15克，冲水并于进餐后服用，每日2～3次。可以增进饮食，又可治疗老年便秘。

治癫狂症，可用生莱菔子、生大黄各30克，芒硝24克（冲服），白芥子9克，加水煎服，每日1剂，每次适量。

治肠梗阻，取莱菔子24～30克，大黄10～15克，芒硝（后下）10～15克，蜂蜜60～120克。先取水500毫升煮莱菔子、大黄，煎取250毫升。另煮蜂蜜至沸入芒硝，煎煮20分钟，与前药汁混合，晾凉1次顿服。

注意事项

❶ 气虚无食积、痰滞者慎服。

❷ 莱菔子不宜与人参同用。

第七章 健胃消食药

❸服补药者忌用莱菔子。

选 购要点

莱菔子以粒大、饱满、坚实、色红棕、无杂质者为佳。

存 储方法

根据炮制方法的不同分为莱菔子、炒莱菔子，炮制后贮干燥容器内，密闭，置通风干燥处，防蛀。

家庭药膳

莱菔子粥

原料 莱菔子10克，白粳米50克，白糖或精盐适量。

做法 先煮米做粥如常法，米将熟前放入莱菔子，至粥熟，加入白糖或精盐调味即可，晨起做早餐食之。

功效 消食利膈，养颜润肤。适用于食滞引的腹痛、不思饮食、面黄无华。

莱菔子胡萝卜汁

原料 莱菔子20克，胡萝卜1根。

做法 先将莱菔子装入纱布袋中与切成碎末的胡萝卜同煮，取出莱菔子，连汤食用，每日1次。

功效 降低血压，健胃消食。

中药小故事

据《本草纲目》记载，有一个人特别喜欢吃豆腐，一次因食用过多而导致积食，他便与卖豆腐的人说及此事。卖豆腐的人讲，有一次，他正在做豆腐，妻子不小心将萝卜汤滴入锅中，结果豆腐不但没做成，反而更稀了。病者听完后受到启发，他心想，萝卜一定能治疗他贪食豆腐造成的食积，于是回家榨取了一碗萝卜汁液痛饮一顿，结果真把豆腐积食治好了。

用好本草 疾病不扰

家用本草养生智慧

鸡内金——健胃消食，化积排石

性味：性平，味甘。

归经：归脾经、胃经、小肠经、膀胱经。

别名：内金、炙内金等。

用法用量：8～20克，煎服。

适用人群：食积者。

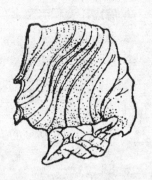

鸡内金又名内金、炙内金，俗称鸡肫皮，为鸡的胃内膜。我们生活中常把它当垃圾扔掉，殊不知其有着良好的药用价值。鸡内金含有大量的蛋白质，不仅能促进胃腺分泌，还能增强胃运动。中医认为，鸡内金有开胃消食，防治尿结石、肾结石、胆结石的功效，还可以防止脱发。

传统功用

鸡内金可消积滞、健脾胃，主治食积胀满、呕吐反胃、泻痢、疳积、消渴、遗溺、喉痹乳蛾、牙疳口疮等。

中药新解

促进胃肠消化：鸡内金主要含有胃激素、角蛋白、氨基酸等功能性成分，有增加胃液分泌量和提高胃肠消化能力、加快胃的排空速度等作用。

抗癌：试验表明，鸡内金可以抑制肿瘤细胞的增长，具有抗癌的作用。

治疗结石症：鸡内金可治疗多种结石，如胃结石、胆结石、尿结石等。

应用指南

治小儿腹泻，可用炒车前子、炒鸡内金各30克，共研细末，装瓶备用。

用时取药粉适量，加蛋清调和成膏状贴于脐中，再用纱布和胶布固定。每日换药 1 次，5 次为 1 个疗程。

治胆肾尿道结石，取鸡内金、玉米须各 50 克，煎 1 碗汤，一次性服下，每日 2～3 次，连服 10 天。

注意事项

① 脾虚无食积者忌食。

② 忌空腹状态下服食。

③ 凡大气下陷或咳嗽吐血等证，忌用鸡内金。

④ 鸡内金消食作用虽好，但不可长期服用。

选

选购要点
鸡内金以个大、色黄、干燥、完整无破损者为佳。

存

储存方法
鸡内金易生虫，应充分干燥后密闭保存。

家庭药膳

内金麦芽茶

原料 鸡内金 10 克，麦芽 30 克，绿茶 5 克。

做法 将鸡内金放入锅内，用小火焙黄，略捣碎后，放入保温杯中，加入麦芽和绿茶，用沸水冲泡 20 分钟即可。

功效 健运脾胃，消食化积。适用于消化不良、食积不化、小儿疳积等。

中药小故事

有一个人三十刚过，但总吃不进东西，常感觉有什么硬物堵在了胃部。这种症状已经持续好多年了。这个时候，他听说有一位叫张锡纯的医生，其医术灵验，于是便前去拜访。张锡纯给他诊脉，其脉象沉而微弦，于是，张锡纯开出了一个方子：鸡内金一两、生酒曲五钱。病患一看这药方只有两味药，便暗自怀疑张锡纯的医术，将信将疑地服用。结果，服用了几剂以后，他胃内的硬物全消，他的病真的好了。

用好本草 疾病不扰 家用本草养生智慧

咳嗽是上呼吸道疾病的主要症状之一，也是机体的一种保护性反应，咳嗽可以避免有害物质深入呼吸道而对人体造成伤害，所以轻微咳嗽无需用药。如果咳嗽频繁、剧烈，影响到学习、工作或睡眠，或者咳嗽带有痰液，病情逐渐加重，甚至诱发咯血时，就应该立即服用一些止咳化痰药以化解咳嗽、痰多引发的不适。一些中药如胖大海、川贝母等，不仅能有效止咳化痰，还能起到润肺的效果，真正做到祛病又养生。

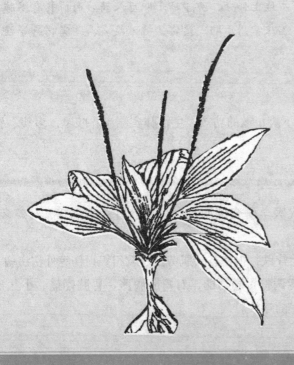

第八章　止咳化痰药

 # 白前——泻肺降气，下痰止嗽

性味：性微温，味辛、苦。

归经：归肺经。

别名：石蓝、鹅白前、草白前等。

用法用量：3～9克，煎服。

适用人群：咳喘者、痰多者。

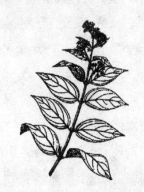

白前为萝藦科植物柳叶白前或芫花白前的根及根茎，在《名医别录》中被列入中品。因其根细、色白，多生于道前，故名白前。每年8月份采集，拔起全株，割去地上部分，洗净晒干即可入药。白前具有泻肺降气、下痰止嗽的功效，临床常用于肺气壅实、咳嗽痰多、胸满喘急等症的治疗。

传统功用

白前有泻肺降气、下痰止嗽的功效，主治肺实喘满、咳嗽、多痰、胃脘疼痛等。

中药新解

治疗咳嗽、痰多：现代医学研究证明，白前中含有三萜皂苷，对痰多、咳嗽有明显的改善作用。

消肿止痛：白前可以治疗跌打损伤、腰肌劳损、软组织损伤等外伤疾病。

调理胃肠功能：白前能调整胃肠功能，对胃胀腹胀、胃脘疼痛、小儿疳积、消化不良等疾病有很好的疗效。

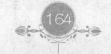

应用指南

治久咳兼咳血，取白前 150 克，桑白皮、桔梗各 100 克，甘草（炙）50 克。上 4 味以水煎服，空腹顿服。

治小儿肺炎，取青黛 3～4 克，白果、桑白皮、车前子、寒水石各 9 克，苏子 3～6 克，白前、天竺黄各 6～9 克。上药以水煎服。

治胃脘痛，取白前、重阳木各 25 克。以水煎服。

注意事项

①咳喘属气虚不归元者，不宜应用。

②白前与猪肉、莼菜、饴糖相克。

选 购要点

白前以根茎粗壮、须根长、折断面中空者为佳。

存 储方法

将白前贮于容器内，放在阴凉干燥处保存。

家庭药膳

白前粥

原料 白前 10 克，大米 100 克。

做法 将白前择净，放入锅中，加清水适量，浸泡 5～10 分钟后，水煎取汁，加大米煮粥，服食。每日 1 剂，连服 2～3 天。

功效 祛痰，降气，止咳。适用于肺气壅实、痰多而咳嗽不爽、气逆喘促等。

白前汤

原料 白前 6 克，紫菀、半夏（洗）各 9 克，大戟（切）3 克。

做法 以上 4 味洗净，用清水浸泡一宿。第二天连药带水倒入锅中，共同煎汤，分 3 次服。

功效 适用于咳逆上气、体肿、短气胀满等。

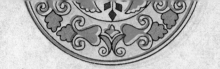

一年，华佗来到一个叫白家庄的村子，天下起瓢泼大雨，他便留宿在一个客店里。睡到半夜，华佗被阵阵哭声和咳嗽声惊醒。原来，一户人家的孩子染病了。华佗与孩子的父亲冒雨找遍了村子，最后才在客店门前一条小河沟的土坡上，找到治病所需的药草。孩子服下用草药根煎的汤，仅两天，病就全好了。从此，白家庄人认识了一味止咳神药。因为它是在白老板客店门前找到的，所以人们称其为"白前"。

用好本草 疾病不扰 家用本草养生智慧

白果——敛肺定喘，止带缩尿

性味： 性平、有小毒，味甘、苦、涩。

归经： 归肺经。

别名： 鸭脚子、灵眼、白果仁等。

用法用量： 4.5～9克，煎服。

适用人群： 咳喘、尿频、体弱者。

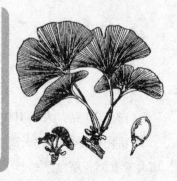

白果即为银杏核，北宋年间，其成为了专门进贡朝廷、以供皇家享用的珍品。宋仁宗皇帝在见到进贡来的银杏核后，觉得这东西外形就像小号的杏子，但杏核却是白色的，于是在皇帝的金口玉言之下，这果子便改名成了白果，并逐渐流传开来。白果入药，熟用收敛作用强，生用清毒杀虫的作用强。生食不可过多。

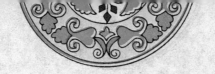

传 统功用

白果有敛肺定喘、止带浊、缩小便的功效，主要用于痰多喘咳、带下白浊、遗尿、尿频等。

中药新解

治疗肺部疾病：白果可用于肺结核的辅助治疗，对于肺病咳嗽、老人虚弱体质的哮喘及各种哮喘痰多者，也有辅助食疗的作用。

抗菌：白果的抗菌能力较强，对人型葡萄球菌、链球菌、大肠杆菌、伤寒杆菌、结核杆菌、牛型结核杆菌等有一定的抑制作用。

美容养颜：白果可以滋阴养颜抗衰老，扩张微血管，促进血液循环，使人肌肤、面部红润，精神焕发。

应用指南

治赤白带下，取白果、莲肉、江米各25克。上药研为末，用乌骨鸡1只，去肠盛药煮烂，空腹食之。

治小儿腹泻，取白果2个，鸡蛋1个。将白果去皮研末，鸡蛋打破一孔，装入白果末，烧熟食用。

注意事项

① 有实邪、急性疾病的患者忌服。
② 白果生食或炒食过量可致中毒，小儿误服中毒尤为常见。

选 购要点

白果以壳色黄白、种仁饱满、断面色淡黄者为佳。

存 储方法

将白果置于冰箱内冷藏保存，通常可保存1年。注意冰箱的内环境，不宜过潮。

第八章 止咳化痰药

 家 庭 药 膳

白果腐皮粥

原料 白果10克（去壳），豆腐皮（腐竹）40克，大米、白糖各适量。

做法 将上述食材共同煮粥，用白糖调味食用。

功效 养消胃痰，止咳定喘。适用于肺虚咳喘、肾虚遗尿、小便频数、老年肺结核、妇女体虚、白带过多等。

白果红薯糖水

原料 红薯100克，马蹄100克，白果5颗，冰糖适量。

做法 马蹄洗净，削皮，切小块；红薯削皮，切小块；白果洗净。3种材料放一起，加适量冰糖，加少量水，隔水炖20分钟。

功效 利水消肿，定喘止咳。

白果娃娃菜

原料 去心白果5克，虫草花3克，娃娃菜1棵，熟南瓜茸、精盐、鸡精、淀粉、植物油各适量。

做法 将虫草花投入热水中浸泡15分钟。在水中放入精盐，将娃娃菜改刀，煨熟入味，倒入高汤、盐，将白果煨熟入味。倒入高汤，加入虫草花、白果、娃娃菜，放入盐与鸡精，煨好后用漏勺捞出装盘。锅中所留原汤勾芡，放入调散后的南瓜茸调色，滴油挂汤汁即可。

功效 止咳定喘，补肺益肾。适用于久咳不止、排便不畅等症，尤其适合体质稍弱及肾虚咳喘者服用。

中药小故事

有位姑娘名叫白果。一日，她拾到一枚果核，把它种在了一个山坳里。经过精心照料，这颗种子长成了参天大树，每年都会结满果子。一次，白姑娘来到这棵树下，突然接连咳嗽几十声，痰涌咽喉，昏迷过去。这时，从树上飘下一位仙女，她摘下几颗果子，取出果核，搓成碎末，喂白姑娘服下，片刻，痰就不涌了。白姑娘把果子带回村，治好许多咳喘病人。就这样，人们干脆把白姑娘送的果子称为"白果"了。

用好本草 疾病不扰

家用本草养生智慧

桔梗——开宣肺气，祛痰止咳

性味：性平，味苦、辛。

归经：归肺经。

别名：白药、六角荷、梗草等。

用法用量：3～10克，煎服。

适用人群：痰湿者。

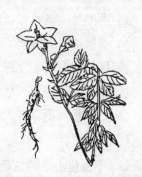

桔梗入药始载于《神农本草经》，为临床常用药。桔梗以作用于肺经为主，主治以咳嗽、咽痛、肺痈等上部病症为主。桔梗药性平和，无论外感或内伤所致寒热虚实之咳嗽皆可选用。

传统功用

桔梗有宣肺、祛痰、利咽、排脓、利五脏、补气血的功效，主治咳嗽痰多、咽喉肿痛、肺痈吐脓、胸满胁痛、痢疾腹痛、口舌生疮、目赤肿痛、小便癃闭等。

中药新解

化痰：桔梗能明显增加呼吸道黏液的分泌量，使痰液稀释，促使其排出。

抗菌：桔梗有抗菌作用，对多种球菌、杆菌及絮状表皮癣菌有抑制作用。

镇静、安神：服用桔梗可以减慢心率，起到镇静、安神的作用。此外，还可以镇痛并降低血压。

应用指南

治喉痹及毒气，取桔梗100克，水3000毫升，煮取1000毫升，分次服用。

治咽喉肿痛，取半夏、厚朴、生姜、紫苏子各 12 克，茯苓 20 克，桔梗 6 克，甘草 10 克。以水煎服，分次服用。

防治手足口病，取金银花 10 克，荷叶、板蓝根、桔梗各 5 克，加水煎药汁漱口。

注意事项

① 阴虚久咳及咯血者禁服。

② 脾胃虚弱者慎服。

③ 桔梗与白及、龙眼、龙胆、猪肉相克。

④ 胃及十二指肠溃疡者慎服。

⑤ 桔梗用量不宜过大，否则易致恶心呕吐。

选 购要点
小指粗大小的桔梗为正常，购买时应选用形状规整的长约 10 厘米的桔梗。忌选有虫洞、发黑被蛀的桔梗。

存 储方法
桔梗放置于通风阴凉干燥处，低温保存。

家庭药膳

桔梗粥

原料 桔梗 10 克，大米 100 克。

做法 将桔梗择净，放入锅中，加清水适量，浸泡 5～10 分钟后，水煎取汁，加大米煮粥，待熟即成，每日 1 剂。

功效 此粥可化痰止咳。适用于肺热咳嗽、痰黄黏稠或干咳难愈等。

桔梗茶

原料 桔梗 10 克，蜂蜜适量。

做法 将桔梗择净，放入茶杯中，纳入蜂蜜，冲入沸水适量，浸泡 5～10 分钟后饮服，每日 1 剂。

功效 此茶可化痰利咽。适用于慢性咽炎、咽痒不适、干咳等。

用好本草 疾病不扰

家用本草养生智慧

"桔梗"的朝鲜文叫作"道拉基"。在朝鲜族的民间传说中,道拉基是一位姑娘的名字。她的家人欠了地主一笔债,地主见她长得漂亮,便提出用她来抵债。道拉基的恋人不肯,为保护心爱的人,他最后愤怒地砍死了地主,被关入监牢。道拉基悲痛而死,临终前要求将自己葬在她恋人从前砍柴必经的山路上。第二年春天,她的坟上开出了一种紫色的小花,人们都叫它"道拉基"。

半夏——燥湿化痰,降逆止呕

性味:性温,味辛。

归经:归脾经、胃经。

别名:燕子尾、麻芋果、三步跳、地文、守田、羊眼半夏等。

用法用量:3~9克,煎汤。

适用人群:痰湿者。

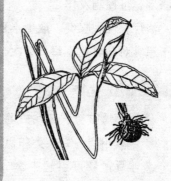

半夏为天南星科多年生草本植物的干燥块茎,主产于四川、湖北、江苏等地,夏、秋季采挖,晒干入药,炮制品有清半夏、法半夏、姜半夏、半夏曲、竹沥半夏等。味辛,性温,有毒,归肺、脾、胃经,有良好的燥湿化痰和降逆止呕作用,故医家称之为"燥湿化痰要药"和"降逆止呕要药"。

传 统功用

半夏有燥湿化痰、降逆止呕、消痞散结的功效，主要用于痰多咳喘、痰饮眩悸、内痰眩晕、呕吐反胃、胸脘痞闷、梅核气等。

中药新解

消肿止痛：用半夏能消肿解毒，缓解疼痛症状，治疗毒蛇咬伤。

止呕、镇咳：半夏块茎含有挥发油、少量脂肪、淀粉、烟碱、生物碱等，其水煎液有镇咳、祛痰、解除支气管平滑肌痉挛作用，并能抑制呕吐中枢而止呕。

治疗失眠：半夏治疗失眠的效果良好，如半夏秫米汤主治"胃不和，卧不安"。中医常用半夏配伍夏枯草，对痰扰所致的失眠有良效。

应用指南

治痰多咳嗽，用半夏、天南星各50克，官桂25克，共研为末，加糊做成丸子，如梧子大，每次服50丸，以姜汤送下。

治疟疾，取生半夏10克，捣烂置于胶布上，于疟疾发作前3～4小时贴于脐部，可控制发作。

治疗急性乳腺炎，取生半夏5～10克，葱白2～3根，共捣烂，揉成团，塞于患乳对侧鼻孔，每日2次，每次塞半小时。

注意事项

①阴虚燥咳嗽、津伤口渴、出血及燥痰者禁服。

②半夏不宜与乌头类药材同用。

③半夏过量可引起中毒，重者可引起呼吸麻痹，故临床上内服常用炮制品。

④自汗、易口渴者禁用。

选 购要点

半夏以个大、皮净、色白、质坚实、粉性足者为佳。

存 储方法

半夏置于通风阴凉处，防蛀防潮。

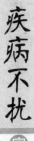

用好本草 疾病不扰

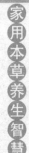

家用本草养生智慧

家庭药膳

淮山半夏粥

原料 淮山 60 克，半夏 15 克，粳米 150 克。

做法 将半夏煎汁，去渣，再与淮山同粳米煮为粥，酌量食用。每日 1 次，连用 7 日为 1 疗程。

功效 健脾化痰。适用于哮喘，症见平素痰多、喉间有哮鸣、面色黧黑、食少脘痞、倦怠乏力、便溏、四肢浮肿、苔白滑腻、脉缓无力等。热痰、燥痰及津伤口渴者要慎用。

半夏天麻鸡

原料 半夏 20 克，漂白术 20 克，陈皮 5 克，明天麻 30 克，鸡肉 500 克，黑木耳 100 克，植物油 60 毫升，黄酒、清汤、精盐、酱油、生姜、味精各适量。

做法 半夏、白术、陈皮洗净，分两次煎取药汁 100 毫升；天麻干蒸切片；木耳洗净，切成小片；鸡肉去皮切成块状，放入少许精盐和黄酒搅匀稍腌。油置锅内武火烧至七成熟时，下鸡肉块炒至半熟，下木耳翻炒几遍，放入天麻、生姜、酱油、药汁及清汤，文火慢煮至天麻熟脆，调味即可。

功效 本膳补而不滞，具有清化痰湿、降压醒脑的作用。适用于痰浊壅盛型高血压。

中药小故事

半夏姑娘生来体瘦，苗条如柳，父亲把她送入一个寺庙中。半夏进入寺庙后，一心想修炼成佛，摆脱人间痛苦。一晚，佛祖给她送来一个梦，叫她以大慈大悲、救苦救难为根本。于是，半夏姑娘摆起一个药摊，给百姓治病。她乐于助人，且药到病除，百姓们都称她为神医。因为她常年奔波，不幸积劳成疾，最终还是离开了人世。不久，她的坟前长出许多绿油油的小苗。为了纪念她，人们就称小苗为"半夏"。

第八章 止咳化痰药

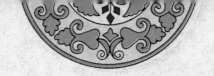

紫菀——化痰止咳，润肺下气

性味：性温，味辛、甘、苦。

归经：归肺经。

别名：青菀、返魂草、夜牵牛等。

用法用量：5～9克，煎服。

适用人群：痰湿、肺虚者。

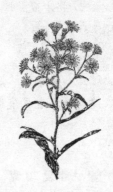

紫菀又名青菀，是一种常见菊科植物，产于中国、日本、俄罗斯，国内主产于河北、内蒙和东北三省，通常生长于潮湿的河边地带。紫菀是一味著名中药，有止咳祛寒之功效，常用于治疗风寒咳嗽气喘、虚劳咳吐脓血、喉痹、小便不利等症，为肺金血分之药。市场上有以同科植物滇紫菀的根或根茎冒充紫菀，使用时注意鉴别。

传统功用

紫菀可润肺下气、化痰止咳，主要用于咳嗽、肺虚劳嗽、肺痿肺痈、咳吐脓血、小便不利、痰多喘咳、劳嗽咳血等病症。

中药新解

治疗慢性咳嗽、气喘：现代药理研究表明，紫菀有显著的祛痰镇咳作用，对于慢性咳嗽、气喘有良好的疗效，其药效可持续4小时以上。

杀灭细菌：紫菀对多种致病菌有一定抑制作用。

防癌、抗癌：有研究证实，从紫菀中分离出的表无羁萜醇对艾氏腹水癌有一定的抗癌作用。

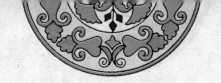

应用指南

治百日咳，取紫菀、百部各 9 克，白附子、白僵蚕、川芎、乳香各 5 克，胆南星 3 克，代赭石 10 克。上药以水煎服，每日服 1 剂。

治热性咳嗽，取紫菀、桔梗、炒杏仁、浙贝母各 9 克，沙参、麦冬、制枇杷叶各 10 克，白前、炙麻黄、甘草各 6 克，生石膏 15 克，芦根 20 克。上药以水煎服，每日服 1 剂。

注意事项

有实热者忌服。

选购要点

紫菀以质地柔软，不易折断，断面灰白色有紫边，闻之微有香气，口尝味甜，略有点苦味者为佳。

存储方法

将紫菀置于通风干燥处保存，注意防潮防蛀。

家庭药膳

紫菀干菜

原料 紫菀幼嫩苗 500 克。

做法 紫菀幼嫩苗去根，洗净，入沸水浸泡 1～2 分钟，经晒干或烘干，包装，封藏。每次吃前用热水浸泡，可用其炒菜或做汤。

功效 化痰止咳。适用于久咳痰多者。

清炒紫菀

原料 紫菀幼嫩苗 250 克，精盐、香油、植物油各适量。

做法 紫菀幼嫩苗去根，洗净。油烧六成热，入紫菀翻炒，撒入精盐，炒熟即成。

功效 温肺下气，消痰止咳。适用于肺虚久咳、劳嗽咳血者。

　　紫菀的花语为"回忆、真挚的爱"。传说紫菀是一个痴情的女子所化，她的爱人不幸早卒，她悲痛欲绝，最后化成了紫菀，在秋末静静开着紫色的小花，等待爱人漂泊的灵魂。另一个传说是死去的人为了告慰爱人，在秋天时候，坟墓的周围就会开出淡紫的小花。活着的爱人看着这小花，就像见到曾经的爱人一样，沉浸在美丽的回忆与思念中。

用好本草 疾病不扰

家用本草养生智慧

 # 胖大海——清热润肺，利咽解毒

性味：性寒，味甘。

归经：归肺经、大肠经。

别名：大海、安南子、大洞果等。

用法用量：3～5枚，沸水泡胀或煎服。

适用人群：痰湿者。

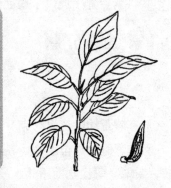

　　胖大海（又名安南子、大海子、大洞果），因遇水膨大成海绵状而得名，为梧桐科多年生落叶乔木植物胖大海的成熟种子。胖大海常用于肺热声哑、咽喉疼痛、热结便秘以及用嗓过度等引发的声音嘶哑等症。在我国公布的《既是食品又是药品的物品名单》中，胖大海虽然名列其中，但胖大海具有一定的毒性，不适合某些体质，更不宜长期当作保健饮料来喝。

传 统功用

胖大海可清肺热、利咽喉、清肠通便，主要用于干咳无痰、咽痛音哑、慢性咽炎、热结便秘等。

中药新解

治疗慢性咽炎：胖大海可用于慢性咽喉炎属肺阴亏虚者，如声音嘶哑、喉部暗红、声带肥厚，甚则声门闭合不全、声带有小结等。

治疗咽喉肿痛、扁桃体炎：胖大海可以利咽解毒，对于外感引起的咽喉肿痛、急性扁桃体炎有一定的辅助疗效。

缓解便秘：胖大海含胖大海素、西黄芪胶黏素及收敛性物质，它的浸出液可明显增加肠蠕动，有润肠通便的作用。

应用指南

治热结便秘，轻可单用胖大海泡汁饮服，重症需配合大黄、芒硝等泻药。

治肺气闭郁、痰热咳嗽、声音嘶哑、咽喉疼痛等症，常用胖大海配苦桔梗、生甘草、蝉衣、薄荷、金银花、麦冬等药。

治扁桃体炎、风热感冒，取胖大海3～5枚、甘草3克，沸水冲泡，饮用3～5天。

治糖尿病（并发扁桃体炎），取胖大海3枚，开水泡服。

注意事项

① 胖大海有一定毒性，不适合长期服用。

② 一些人对胖大海会产生过敏反应，过敏体质者慎用。

③ 慢性结肠炎、大便溏泄者不宜服用。

④ 由风寒、肺肾阴虚引起的声音嘶哑者不宜选用。

选 购要点

胖大海以个大，呈棕色，表面皱纹细，不碎裂者为佳。

存 储方法

将胖大海置于阴凉干燥处保存，注意防霉防蛀。

第八章 止咳化痰药

大海绞股决明茶

原料 胖大海2枚，绞股蓝5克，决明子5克，蜂蜜适量。

做法 将前三者同置杯中，冲入沸水，纳入蜂蜜浸泡饮服，每日1剂。

功效 清热疏肝，润肠通便。适用于慢性咽炎、高血压、高血脂、脂肪肝、便秘等。

大海银耳羹

原料 胖大海3枚，银耳60克，蜂蜜适量。

做法 银耳放在凉水中泡6小时，放入高压锅内，加水适量，大火煮至上汽后，转小火煮40分钟，关火10分钟后打开锅盖，放入胖大海，再加盖煮5分钟，喝时调入蜂蜜。

功效 疏风清热，解毒开音。适用于慢性咽炎。

大海桔梗茶

原料 胖大海2枚，苦桔梗5克，蜂蜜适量。

做法 将胖大海、桔梗同置杯中，冲入沸水，纳入蜂蜜浸泡饮服，每日1剂。

功效 清热利咽。适用于慢性咽炎、咽喉不利、咽痛声嘶、大便秘结、小便短黄等。

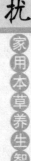

用好本草 疾病不扰

家用本草养生智慧

中药小故事

相传，在古代的大洞山，有一种青果能治喉病。但大洞山中有许多猛兽，人一不小心就会丧命。一个叫朋大海的青年，常跟着叔父去大洞山采药。他深知百姓的疾苦，所以他和叔父卖药给穷人，常少收钱或不收钱。一次，叔父病了，大海一人去采药，几个月未归，最后父老乡亲才知道，大海在采药时被白蟒吃掉了。为了永远记住他，大家将青果改称"朋大海"，又由于大海生前比较胖，也有人称其为"胖大海"。

川贝母——清热润肺，化痰止咳

性味： 性微寒，味苦、甘。

归经： 归肺经、心经。

别名： 黄虻、空草、贝父等。

用法用量： 3～10克，煎服或研末冲服。

适用人群： 肺虚、肺热者。

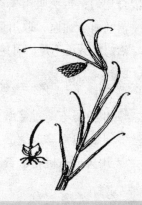

目前常用的贝母包括川贝母、浙贝母和土贝母三种，功效上有一定差异。川贝母止咳化痰的功效较强，且有润肺的功效，痰多痰少均可使用；浙贝母的泻火功效要强于川贝母，而且擅长清火散结，是治疗肺脓疡的良药；土贝母具有较强的抗炎、抗病毒及抗肿瘤的作用，常与其他清热解毒药物配伍使用。

传统功用

川贝母有清热润肺、化痰止咳的功效，临床常用于肺热燥咳、干咳少痰、阴虚劳嗽、咳痰带血等。

中药新解

治疗咳嗽： 川贝母含多种生物碱，如川贝母碱、西贝母碱、青贝碱、炉贝碱、松贝碱等，均有镇咳的作用。

预防呼吸道感染： 川贝母含有丰富的维生素 A，可以保护呼吸道上皮，增强免疫球蛋白的功能，预防呼吸道感染。

预防心血管疾病： 川贝母含维生素 C，对于心血管疾病有很好的预防作用。

第八章　止咳化痰药

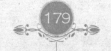

解痉挛：川贝母中的西贝母碱可以解除局部肌肉痉挛。

治疗溃疡：川贝母中含有贝母总碱，具有消除溃疡的作用。

应用指南

治百日咳，取白花蛇 5 克，川贝母 10 克，生甘草 10 克，以上 3 味粉碎过筛混合均匀，每次服用 3 克，每日服 3 次。

治吐血、衄血，取川贝母 50 克，研为末，温服，每次 10 克。

治奶水分泌不足，可用牡蛎、知母、川贝母三物研为细末，用猪蹄汤送服。

注意事项

① 川贝母不能过量服用。

② 川贝母为寒凉之品，脾胃虚寒及咳喘属于寒、湿痰者慎用。

③ 川贝母与桃花、秦艽、矾石、莽草、乌头相克。

选存

选购要点
川贝母以个均匀、饱满、色白、粉性足者为佳。

储存方法
置干燥通风处，防霉防蛀。

家庭药膳

贝母粉粥

原料 川贝母粉 10 克，大米 50 克，冰糖适量。

做法 将大米放入锅内加水煮粥，待粥未稠时调入川贝母粉，用文火煮片刻，粥稠调入冰糖即可。每日早晚温服。

功效 适用于急慢性支气管炎、肺气肿。

贝母冬瓜汤

原料 冬瓜 500 克，川贝母 5 克，高汤、精盐、鸡精各适量。

做法 冬瓜去皮、切片备用。川贝母加高汤上笼蒸约 30 分钟后倒入砂锅，加入切好的冬瓜片，煮至冬瓜片熟透，调入精盐、鸡精。

功效 滋阴润肺，止咳化痰。适用于阴虚体质的咳喘患者饮食调养。

中药小故事

　　有一个得了肺痨病的女人，因为身体虚弱，生下的孩子总是养不活，连续四胎都是如此，公婆和丈夫都十分烦恼。一个大夫知道了此事，提出要为女人医治。大夫说出了一种无名草药，能保母子平安。从此，丈夫每天上山挖药，煎汤给媳妇喝。三个月后，女人果然怀孕。十月临盆，生下一个胖小子。由于这种草药赐予母亲和宝贝健康和幸福，所以女人就称其为"贝母"，这个名字就这样流传下来了。

 # 旋覆花——平喘镇咳，降气化痰

性味： 性微温，味苦、辛、咸。

归经： 归肺经、胃经、大肠经。

别名： 蕧、夏菊、盛椹、六月菊、金钱花、金沸花等。

用法用量： 3～10克，煎汤（布包）。

适用人群： 痰湿者。

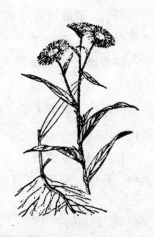

　　旋覆花始载于《神农本草经》。《蜀本图经》载："旋覆花叶似水苏，花黄如菊，今所在皆有，六月至九月采花。"旋覆花为常用中药，中医常用于祛痰止咳。我国多数地区使用的旋覆花原植物为菊科植物旋覆花，云南省则用同属植物水朝阳旋覆花，而湖北省使用湖北旋覆花的花序做旋覆花入药。

用好本草 疾病不扰

家用本草养生智慧

传 统功用

旋覆花有消痰、下气、软坚、行水的功效，主治胸中痰结、胁下胀满、咳喘、呃逆、噫气不除、大腹水肿等。

中药新解

缓解呕吐：旋覆花不仅降肺气，又善降胃气而止呕吐。

治疗哮喘：旋覆花含有黄酮苷，对组织胺引起的支气管痉挛有缓解作用，临床常用于哮喘的辅助治疗。

抑制肿瘤：旋覆花中含有双倍半萜内酯类物质，可显著抑制淋巴瘤细胞生长和转移。动物实验证明，该物质能够有效缓解动物因肿瘤转移而出现的瘫痪现象。

抗菌作用：现代研究证明，旋覆花煎剂对金黄色葡萄球菌、炭疽杆菌等有明显的抑制作用。

应用指南

治嗳气，取旋覆花（布包）、苏梗各9克，枇杷叶（去毛、清炙）12克。以水煎服。

治妊娠剧吐，取旋覆花（布包）6克，炒苏子12克。以水煎服，每日1～2次。

治糖尿病，取旋覆花（布包）10克，玉竹、丝瓜叶各15克。以水煎服，每日1～2次。

治食管癌，取旋覆花（布包）12克，生半夏15克，代赭石30克。上药以水煎，分2次服用，每日1次。

注意事项

1 阴虚劳嗽、津伤燥咳者忌用。

2 旋覆花有绒毛，易刺激咽喉作痒而致呛咳呕吐，故须布包入煎。

选 购要点

旋覆花以色浅黄、朵大、花丝长、毛多、无梗叶等杂质者为佳。

存 储方法

将旋覆花置于阴凉干燥处保存。注意防潮防蛀。

旋覆花粥

原料 杏仁、旋覆花、款冬花各 10 克，粳米 50 克。

做法 前 3 味煎水去渣，与粳米共同煮粥，空腹食用。

功效 止咳平喘。适用于咳喘偏寒者。

白果旋覆花猪肚汤

原料 猪肚 300 克，白果（干）50 克，旋覆花 5 克，精盐 3 克。

做法 猪肚洗净，用精盐搓洗除异味；白果去壳取肉，旋覆花、陈皮分别洗净；将猪肚、旋覆花、白果、陈皮放入开水锅中，中火煲约 3 小时，加精盐调味即可。

功效 清补润肺。

旋覆花冬瓜仁汤

原料 冬瓜仁 30 克，旋覆花 15 克，甘草 6 克，冰糖末 30 克。

做法 旋覆花洗净，锅内加水适量，放入冬瓜子仁、旋覆花及甘草，以水煎 15 分钟，加入冰糖末，调匀即成。每日 1～2 剂，连服 7～10 天。

功效 疏风清热，宣肺止咳。适用于急性支气管炎。

中药小故事

旋覆花为常用的一味中药，不同史料对其有不同的记载，名称也不尽相同，如《本草图经》中称之为金钱花，《本草纲目》中称之为夏菊，其他资料中又有六月菊、金沸花等不同名称。晚唐诗人皮日休有"金钱花"诗云："阴阳为炭地为炉，铸出金钱不用模。"据《花史》记载：有一位诗人外出郊游，见旋覆花大开，就以金钱花为题，吟了一首诗。不知不觉，他进入了梦乡，梦中看见一个女子，抛给他许多钱，还笑着说"为君润笔"。诗人醒后，真的发现怀中有一把金钱花。自此，人们又称旋覆花为"润笔花"。

车前草——清热利尿，祛痰止咳

性味： 性寒，味甘。

归经： 归肝经、肾经、肺经、小肠经。

别名： 车前、五根草、车轮菜等。

用法用量： 9～30克，煎服。

适用人群： 痰湿者。

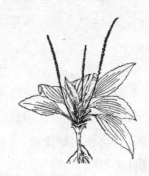

车前草为临床上的常用中药，在《神农本草经》中被列为上品，说它"通癃闭止疼痛，利小便，除湿痹。久服轻身耐老"。其性味甘寒，具有利水通淋、止泻、清肝明目、清肺化痰等功效。一直以来，该药主要用于治疗小便不利、水肿、脾虚泄泻、风湿痹痛、筋脉挛急、肺痛和肠痛等病症。近年来，人们发现车前草还有很多新用途。

传统功用

车前草可清热利尿、祛痰、凉血、解毒，主要用于水肿尿少、热淋涩痛、暑湿泻痢、痰热咳嗽、吐血衄血、痈肿疮毒等。

中药新解

治疗哮喘： 车前草含有车前苷，这种物质有良好的镇咳、祛痰的功效，能使呼吸道黏液分泌明显增加，痰液稀释而容易排出。

利尿： 现代药理研究表明，车前草能增加尿量、尿素、氯化物、尿酸等的排泄，具有明显的利尿作用。

抗菌： 研究证实，车前草水浸剂在试管内对某些致病性真菌有不同程度的抑制作用。

应用指南

治慢性支气管炎，取干车前草30克（鲜者加倍），先用冷水浸泡30分钟，用武火煎煮2次服用，每日1剂，连用3～5天即可减轻症状或痊愈。

治百日咳，取干车前草30克（鲜者加倍），煎浓汁去渣，加蜂蜜30克调匀，每日分3次服用。

治疗腮腺炎，取干车前草30克（鲜者加倍），煎水2次，首次加水300毫升煎至100毫升，第2次加水200毫升，煎至100毫升，2次药液混合，分2次服用，连续服用3～5天即可减轻或痊愈，病情重者可酌加药量。

注意事项

❶ 孕妇慎用。

❷ 遗精、遗尿患者不宜选用。

选购要点

车前草以叶片完整、色灰绿者为佳。

存储方法

将车前草置于通风干燥处保存。

家庭药膳

车前草山药煲猪肚

原料 鲜车前草60克（干品则20克），山药60克，猪肚500克，生姜3片，精盐、生粉各适量。

做法 车前草、山药稍浸泡；猪肚反转，冲净，用生粉揉擦干净，一起与生姜下瓦煲，加清水2500毫升，武火滚沸后改文火煲约2小时，下精盐即可。

功效 清热祛痰，排毒抗菌。适用于咳嗽痰多、水肿尿少，热淋湿痛、暑湿泻痢、痈肿疮毒等症。

车前草粥

原料 鲜车前草30克，大米50克，葱白2茎。

做法 将车前叶、葱白择净，放入药罐中，浸泡 5～10 分钟后，水煎取汁，加大米煮为稀粥服食，每日 1 剂，连续 5～7 天。

功效 利湿通淋，清热明目。适用于热结膀胱引起的小便不利，淋沥涩痛，肝经风热引起的目赤肿痛，视物昏花，及暑热泻泄，肺热咳嗽，痰多黏稠等症。

中药小故事

　　西汉时有一位将军率军征战，被敌军围困在一个荒无人烟的地方。时逢天旱无雨，人和战马饿死、渴死的不少。剩下的人马也因饥渴交加，纷纷患了尿血症。一天，一个马夫突然发现有几匹马不尿血了，他便紧盯着马的活动。原来马啃食了一种牛耳形的野草，马夫把这一发现汇报给上面，于是将军号令全军吃"牛耳草"。几天之后，人和马都治好了。由于这种草是在马车前面采到的，所以被人称为"车前草"。

用好本草 疾病不扰

家用本草养生智慧

活血化瘀药是指具有疏通血脉、祛除血瘀作用的一类药物。其临床应用非常广泛，如心脑血管疾病、常见妇科疾病、不孕不育症、跌打损伤、恶性肿瘤以及其他疑难病的治疗都离不开活血化瘀药。按药物作用特点不同，活血化瘀药可分为养血活血药，如丹参、牛膝、益母草等；活血止痛药，如川芎、红花、延胡索等；活血疗伤药，如凤仙花、三七等；破血散结药，如三棱、莪术、桃仁等。合理使用这些药物，能助人早日摆脱病痛。

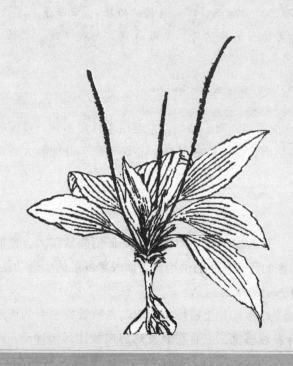

丹参——祛瘀止痛，活血通经

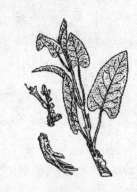

性味：性微寒，味苦。

归经：归心经、肝经。

别名：红根、大红袍、血参根等。

用法用量：10～20克，煎服或研末泡服。

适用人群：血瘀、血虚者。

丹参是我国传统常用中药材，始载于《神农本草经》，有近两千年的应用历史，中国药典记载，本品为唇形科植物丹参的干燥根和根茎，有活血祛瘀、通经止痛、清心除烦、凉血消痈的功效。《日华子本草》谓："其养神定志，通利关脉，治冷热劳，骨节疼痛，四肢不遂，排脓止痛。"

传统功用

丹参可祛瘀止痛、活血通经、清心除烦，主要用于月经不调、经闭痛经、症瘕积聚、胸腹刺痛、热痹疼痛、疮疡肿痛、心烦不眠、肝脾肿大、心绞痛等。

中药新解

治疗迁延性、慢性肝炎：丹参能扩张外周血管，降低门静脉压力，使肝内血液循环改善，增加肝细胞的营养和氧的供给，进而改善肝脏的生理功能，对迁延性肝炎和慢性肝炎有一定的作用。

治疗血栓闭塞性脉管炎：丹参具有止痛作用，能改善脉管炎患者的患肢症状。多数患者服后四肢有发热感觉，或有明显发热感向肢体远端冲动，对

用好本草 疾病不扰

家用本草养生智慧

游走性浅静脉炎也有效果。

降血脂：丹参能使主动脉粥样斑块形成面积明显减少，血清总胆固醇、甘油三酯均有一定程度的降低。

应用指南

治痛经，取丹参15克，郁金6克，水煎服，每日1剂，分2次服。

治急慢性肝炎，取茵陈15克，丹参、郁金、板蓝根各9克，以水煎服。

治月经量过少、产后瘀血腹痛、闭经腹痛，取丹参、益母草、香附各9克，以水煎服。

治贫血，取丹参、黄精各10克，绿茶5克，共研为粗末，用沸水冲泡，加盖闷10分钟后饮用，每日1剂。

注意事项

❶ 无瘀血者慎服。

❷ 丹参不宜与藜芦、葱同服。

❸ 丹参不宜与榛子、蛋黄、醋、牛奶同食。

❹ 服用丹参不可同服抗凝结药物。

选 购要点

丹参以色紫红、质坚脆、条粗壮、易折断者为佳。

存 储方法

装入密闭的储物罐中或用纸袋封装，置于阴凉干燥处保存。注意防潮防蛀。

🥣 家庭药膳

丹红酒

原料 丹参60克，红花、月季花各15克，白酒500克。

做法 将药材洗净，以白酒浸渍，每次饮1～2小杯。

功效 活血化瘀，调经止痛。适用于血瘀经闭、月经不调、痛经，亦用于冠心病心绞痛。

丹参粥

原料 丹参10克，大米100克，白糖适量。

做法 将丹参择净，放入锅内，加清水适量，浸泡5～10分钟后，水煎取汁，加大米煮粥，待煮至粥熟后，加白糖调味服食，每日1剂，连续3～5天。

功效 活血化瘀，凉血消痈，养血安神。适用于月经不调、血滞经闭、产后腹痛、恶露不净、症瘕积聚、肢体疼痛、疮痈肿痛、心烦失眠等。

中药小故事

传说在很久以前，有个叫阿明的男孩为了救母需要一株开紫蓝色花，根部是红色的草药。这种药草一般的地方没有，必须要在一个无名岛上才会有，但无名岛非常危险，去那的人一般都是九死一生。阿明最终还是决定去无名岛采药，他凭着高超的水性，游上小岛，采回药草，治好了母亲。因为这种药草凝结了阿明对母亲的一片丹心，村里人称其为"丹心"。后来在流传过程中，取其谐音就变成"丹参"了。

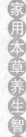

用好本草 疾病不扰
家用本草养生智慧

红花——活血通经、化瘀止痛

性味：性温，味辛。

归经：归心经、肝经。

别名：红蓝花、草红花等。

用法用量：3～9克，煎服。

适用人群：血虚、血瘀者。

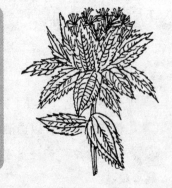

早 在两千多年前的东汉时期，红花已经作为中药材应用于临床治疗，张仲景就曾用红花治疗妇女病，并将其记载于《金匮要略》中："妇人六十二种风，及腹中血气刺痛，红蓝花酒主之。"红花有活血通经、化瘀止痛的功效，擅长通经，治疗妇女血瘀痛经、经闭、产后瘀阻有较好的功效，另外也可用于血瘀型的冠心病心绞痛及跌打损伤等病症。

传 统功用

红花有活血通经、散瘀止痛的功效，主要用于痛经、经闭、产后血晕、瘀滞腹痛、胸痹心痛、血积、跌打瘀肿、关节疼痛、中风瘫痪、斑疹紫暗等症。

中药新解

治疗痛经：药理学研究表明，红花对子宫有明显的兴奋作用，并有明显的镇痛效果，对妇女痛经有较好效果。

防治心脑血管疾病：红花能改善心肌及脑组织的微循环障碍，并有降血压、降血脂和预防血栓形成的作用，对防治心脑血管疾病有益。

减轻脑水肿：研究证明，红花可使支循环扩张，增加脑缺血区的血流量，从而明显减轻由脑卒中引起的脑水肿。

应用指南

治血瘀型心绞痛，取红花 5～10 克，放入水杯中，先用少许凉开水浸泡半小时，再用开水冲泡 15 分钟后，代茶饮。

治褥疮，取红花 500 克，加水煎后浓缩成胶状，涂于纱布上贴患处，敷以消毒纱布固定，隔日换药一次。

治闭经，取红花、苏木、当归各等份，水煎后加入 1 盅黄酒，煎至再沸后去渣取汁，食前温服。

注意事项

❶ 红花为活血通经之药，并有明显的兴奋子宫作用，所以孕妇及月经过多者忌用。

❷ 有个别应用红花后出现鼻出血等不良反应的报道，服用时应注意。

选存

购要点
红花以花冠长、色红、鲜艳、质柔软无枝刺者为佳。

储方法
将红花置于阴凉干燥处保存，防潮防蛀。

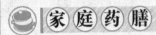 家 庭 药 膳

红花糯米粥

原料 糯米 100 克，当归 10 克，丹参 15 克，红花 10 克。

做法 将红花、当归、丹参，煎药，去渣取汁，加入糯米煮作粥。

功效 养血，活血，调经。适用于月经不调而有血虚、血瘀者。

红花绿茶饮

原料 红花 5 克，绿茶 5 克。

做法 将红花、绿茶放入有盖杯中，用沸水冲泡。代茶频饮。

功效 降低血脂，活血化瘀。

红花红枣汤

原料 红枣 10 枚，红花 5 克，枸杞子适量。

做法 将红枣洗净后去子，捣碎备用；水烧开后放入红花熬至水变色后放入红枣、枸杞子，小火慢慢熬 45 分钟之后即可。

功效 补气血，消水肿，排毒养颜。

中药小故事

　　有一位妇女产后病危，家人请来名医陆日严诊治，待他赶到病人家中，患者气已将绝，唯有胸膛微热。陆日严诊治后，思虑再三说："此乃血闷之证，速购十斤红花方可奏效。"主人如数购来，陆日严用大锅煮红花，沸腾后倒入三个大木桶，取窗格放在木桶上，让病人躺在窗格上用药气熏之。半天左右，病人渐渐苏醒，脱离了危险。后来有人问陆日严："此药为何如此神效？"陆日严回答说："盖以红花活血之故也。"

用好本草 疾病不扰

家用本草养生智慧

三七——散瘀止血，消肿定痛

性味：性温，味甘、微苦。

归经：归肝经、胃经。

别名：金不换、田七、参三七等。

用法用量：3～9克，研粉吞服。

适用人群：血瘀者。

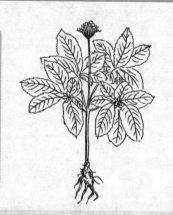

三七为五加科植物三七的干燥根，主产于云南、广西、贵州、四川等省区，多为人工栽培。三七被誉为"人参之王"，是我国特有的药材品种，自《本草纲目》收录以来，已有500年的历史。三七具有止血散瘀、消肿止痛的功效，对人体各部分出血和跌打肿痛具有显著疗效。本草纲目拾遗》中说："人参补气第一，三七补血第一，为中药之最珍贵者。"

传统功用

三七可散瘀止血、消肿定痛，主要用于咯血、吐血、衄血、便血、崩漏、外伤出血、胸腹刺痛、跌打肿痛等。

中药新解

止血，促进造血：丹参具有良好的止血功效，同时具有显著的造血功能。

改善心血管系统功能：能加强和改善冠状动脉微循环，提高心血管系统的功能。

提高记忆力：三七具有抗疲劳、提高学习和记忆能力的作用。

提高人体免疫力：三七具有免疫调节剂的作用，能使过高或过低的免疫反应恢复到正常，但不干扰机体正常的免疫反应。

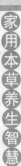

用好本草 疾病不扰

家用本草养生智慧

治疗咯血，取三七粉0.7～1克，每日服2～3次。

治跌打瘀血、外伤出血、产后血晕、吐血、衄血等血证，口服三七粉，每次1～1.5克，外用适量敷患处。

治神经衰弱、贫血、失血等，用温开水送服三七粉，每次3～5克。

注意事项

① 孕妇慎服。

② 三七粉易引起过敏、药疹，故服用剂量不宜过大。

选购要点

三七以个大、肥壮、体重、质坚实、表面黄褐色、断面灰绿色者为佳。

储存方法

三七置于阴凉干燥处保存，注意防蛀。

家庭药膳

三七炖鸡

原料 三七主根15～20克，鸡肉1000克，精盐适量。

做法 三七主根用冷水浸泡半小时左右，洗净，将其敲成蚕豆大小，用纱布包好，加入鸡肉、精盐，用文火炖1～2小时即可食用。

功效 益气养血，滋补强壮。适用于血崩、产后虚弱、盗汗，也治疗老年人的头风痛、腰肌酸软无力等症。

三七木耳炖猪肉

原料 三七5克，木耳50克，猪肉200克，葱、姜、精盐各适量。

做法 三七研为细末；木耳用水发开，洗净备用；猪肉洗净，切片。锅中加清水适量，调如葱、姜、精盐各适量，煮沸后，纳入猪肉、木耳等煮至猪肉烂熟后，调入三七粉，即可食用。

功效 可帮助中风后遗症患者恢复康复。

　　相传，有个叫张小二的人，患了一种出血症，危在旦夕。他的母亲请来一个郎中医治，郎中诊治后拿出一种草药的根研末让张小二服用，张小二服药后果然好了。临走时，郎中将这种药的种子送给张小二，叫他种下，长大后可治出血症。一年后，知府大人的千金得了出血症，张小二挖出草药给小姐治病，结果小姐却一命呜呼了。原来，这种药草必须生长三至七年才能药用，张小二用的药仅生长了一年，没有药效。为记取教训，郎中便给它起名为"三七"。

川芎——活血行气，祛风止痛

性味：性温，味辛。

归经：归肝经、胆经、心包经。

别名：山鞠穷、芎藭、香果等。

用法用量：3～10克，煎服。

适用人群：风热、血虚、血瘀者。

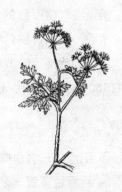

川芎入血分，又为血中气药，被历代医家誉为气血病之圣药。川芎还能"上行头目"，治疗头痛，前人有"头痛不离川芎"之说。川芎也是中成药的主药，如十大全大补丸、柏子养心丸、越鞠丸、再造散等。特别是妇科著名方剂"四物汤"，以川芎、当归、白芍、熟地四味药组成，有助补血调经的功效，广泛应用于妇科病症。

传 统功用

川芎可活血行气、祛风止痛，主要用于月经不调、经闭痛经、症瘕腹痛、胸胁刺痛、跌扑肿痛、头痛、风湿痹痛等。

中药新解

扩张冠脉：川芎能抑制血管平滑肌收缩，扩张冠状动脉，增加冠脉血流量，对冠心病、高血压、动脉硬化、血清胆固醇过高都有很好的疗效。

杀菌：川芎对宋内氏痢疾杆菌、大肠杆菌及变形、绿脓、伤寒、副伤寒杆菌等有抑制作用。

预防血栓形成：川芎能降低血小板表面活性，抑制聚集，可预防血栓的形成。

应用指南

治内寒或瘀血型头痛，取川芎 30 克，细辛、白芷各 10 克，研为细末，陈醋调为膏状，掺冰片少许混匀，贴于双侧太阳穴，上盖敷料，胶布固定。每次贴 24 小时，3 天贴 1 次，10 次为 1 疗程，连续 1～2 个疗程。

治血滞气瘀所致的月经不调、经闭、痛经、胞衣不下等症，用川芎、桂心、木香、当归、桃仁各 50 克研为细末，每次服 10 克，热酒调下。

治风湿痹痛、骨节疼痛，可用老川芎 1 块（约 10～20 克），磨汁，加水煎取 150～300 毫升，饭后服用，有祛风活血止痛之效。

注意事项

① 阴虚火旺者忌服。

② 月经过多者、孕妇忌服。

③ 患有出血性疾病者慎服。

④ 川芎不宜与黄芪、山茱萸、狼毒、硝石、滑石、黄连、藜芦同食。

选 购要点

川芎以个大饱满、质坚实、断面色黄白、油性大、香气浓者为佳。

存 储方法

将川芎置于阴凉干燥处保存，注意防蛀。

用好本草 疾病不扰

家用本草养生智慧

家庭药膳

川芎粥

原料 川芎 10 克，大米 100 克，白糖适量。

做法 将川芎择净，放入锅内，加清水适量，浸泡 5～10 分钟后，水煎取汁，加大米煮粥，待煮至粥熟后，白糖调味服食，每日一剂，连服 3～5 天。

功效 活血行气，祛风止痛。适用于气滞血瘀所致的各种疼痛。

川芎当归牛肉汤

原料 五味子 5 克，当归 5 克，川芎 5 克，牛肉 200 克，葱白 50 克，姜 1 小块，清水 1200 克，黄酒 5 克，精盐 2 克。

做法 牛肉、姜加冷水煮开后，捞出牛肉备用；牛肉、川芎、五味子、当归加清水煮沸，烹入黄酒，转文火煲 50 分钟，改旺火加入葱白，5 分钟后加精盐调味即可服用。

功效 祛风散寒，活血补血。

川芎汤

原料 川芎叶 5 克，白芷 30 克，羌活 10 克，细辛 5 克。

做法 上药以水煎服，每日 1 剂。

功效 疏风散寒，行气止痛。适用于外感头痛、神经性头痛等。

中药小故事

　　唐朝初年，药王孙思邈带着徒弟来到四川的青松林采集药材。一天，药王看见一只雌鹤头颈低垂，双脚颤抖，不断地哀鸣，药王当即明白，这只雌鹤患了病，无奈自己捉不住雌鹤来医治。又隔了几天，药王师徒再次到青松林，发现雌鹤已完全恢复健康。经过观察，才发现白鹤受伤后，会跑到一个古洞中寻找一种植物，它救了雌鹤，这就是川芎，它具有活血通经、祛风止痛的作用。

第九章 活血化瘀药

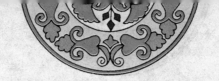

牛膝——活血祛瘀，利尿通淋

性味：性平，味苦、酸。

归经：归肝经、肾经。

别名：百倍、牛茎等。

用法用量：5～15克，煎服。

适用人群：血瘀者。

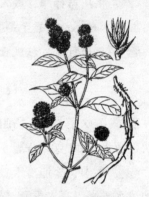

牛膝既能补益肝肾，又可散瘀通经、利关节、止痹痛，临床上多用于瘀血阻滞所致的经血不调，肝肾不足所致的腰膝酸痛，湿热蕴结所致的尿血淋痛、口舌生疮等症。牛膝有多种，入药的有川牛膝、怀牛膝、土牛膝之分。怀牛膝偏于补肝肾强筋骨；川牛膝偏于活血祛瘀；土牛膝偏于清热利咽，活血通淋。故临床上多种病症应用该药，为异病同治之要药。

传统功用

牛膝有活血祛瘀、补肝肾、强筋骨、利尿通淋、引血下行、泻火解毒的功效，主治痛经、症瘕、产后腹痛、痿证、痹证、腰膝酸软、湿热下注的血淋、小便不利、尿道涩痛、鼻衄、眩晕等。

中药新解

增强免疫力：现代研究表明，牛膝中含有牛膝多糖，该物质具有增强人体免疫力的作用。

促进机体蛋白质合成：牛膝含有蜕皮甾酮，具有较强的蛋白质合成促进作用。

用好本草 疾病不扰

家用本草养生智慧

调节血糖、血脂：牛膝所含的蜕皮甾酮能够调节人体的血糖、血脂，故对糖尿病、高血脂患者有益。

应用指南

治肾积水，取川牛膝40克，丹参、茯苓、金银花各30克，蒲公英20克，肉苁蓉、野菊花各15克，淫羊藿、续断、泽泻、紫花地丁各10克。上药以水煎服，每日1剂，10剂为1疗程。

治肝炎后高胆红素血症，取川牛膝60克，丹参、柴胡各15克，枳壳、白芍、茯苓、白术各10克。每日1剂，2周为1疗程。

治原发性皮肌炎，海风藤30克，川牛膝、怀牛膝、土牛膝各20克，黄芪、杜仲、生地黄各15克，甘草12克，白花蛇、防风各6克。上药以水煎服，每日1剂，2周为1个疗程，连用2个疗程，疗效甚佳。

注意事项

① 孕妇及月经过多者忌用。
② 肾虚滑精、脾虚溏泄者不宜服用。

选购要点
牛膝以条长、皮细肉肥、色黄白者为佳。

存储方法
将牛膝置于干燥的容器中保存，注意防潮。

家庭药膳

牛膝参归酒

原料 牛膝30克，党参、当归、香附各15克，红花、肉桂各9克，白酒500毫升。

做法 将上药切碎，浸入酒中，容器密封7天即成。早晚各服1次，早5～10毫升，晚10～20毫升，服至月经来潮为止。

功效 主治女性闭经。

第九章　活血化瘀药

牛膝粥

原料 牛膝茎叶 20 克，粳米 100 克。

做法 牛膝加水 200 毫升，煎至 100 毫升，去渣留汁，入粳米 100 克，再加水约 500 毫升，煮成稀粥，每日早晚温热顿服，10 天为 1 个疗程。

功效 健脾，祛湿止痛。

中药小故事

从前，有一个郎中，靠一种药草治愈了很多痨伤病人，但没有传授给徒弟。后来他年纪大了，想把这秘方传给一个心地善良、医德高尚的好徒弟。经过试探，郎中发现，他的四个徒弟中只有小徒弟人品最佳，于是便把药草的使用方法传授给了他。不久，郎中去世了，小徒弟靠师傅传下的秘方，成为一个有名的郎中。有人问起药草的名字，小徒弟见其形状特别，茎上有棱节，很像牛的膝骨，就给它起名为"牛膝"。

凤仙花——活血解毒，祛风通经

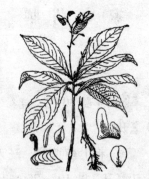

性味：性温，味苦、辛。

归经：归肾经。

别名：指甲花、透骨草、金凤花等。

用法用量：3～6 克，煎服。

适用人群：血瘀者。

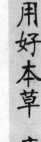
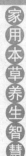
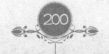

凤仙花色彩鲜艳，花姿动人，吟咏者甚多，元代杨维桢诗云"有时漫托香腮思，疑是胭脂点玉颜"，赞美了凤仙花的美丽。姑娘们常用凤仙花敷指甲上，将其染红，可数月不退，因此凤仙花又叫指甲花。凤仙花药用有祛风、解毒、活血、消肿、止痛等功效，可用于治疗风湿性偏瘫、腰胁疼痛、妇女闭经腹痛、跌打损伤、蛇咬伤等。

传 统功用

凤仙花有祛风活血、消肿止痛的功效，主治风湿痹症、腰胁疼痛、妇女经闭腹痛、产后瘀血不尽、跌打损伤、痈疽疔疮、鹅掌风灰指甲等。

中药新解

杀菌：本品鲜花液汁对红色表皮癣菌、堇色发癣菌、腹股沟表皮癣菌、考夫曼高尔夫表皮癣菌均有抑制作用。

解毒：凤仙花外用有解毒的功效，临床常用于痈疔疮、蛇咬伤等。

治疗跌打损伤：凤仙花有活血功效，对软组织损伤、外伤肿胀、瘀血肿痛等有良好的功效。

应用指南

治鹅掌风（手癣），鲜凤仙花适量，置掌中，两手搓擦。每日 1～2 次。

治吐血、咯血，取鲜凤仙花 15 朵，冰糖适量，共炖服。

治白带过多，取凤仙花 15 克，墨鱼 30 克，共炖食。每日 1 剂。

治风湿性关节炎，凤仙全草 30 克，商陆根 15 克，瘦猪肉适量，共炖食，食肉饮汤。

注意事项

❶ 凤仙花有活血化瘀消肿的作用，故孕妇忌用。

❷ 凤仙花含有较多草酸钙，不建议生吃。

❸ 风湿、关节炎、痛风、胃酸过多、肾结石患者慎服。

选 购要点

凤仙花以红、白色入药为佳，以颜色鲜艳、花瓣不破碎为好。

第九章 活血化瘀药

存 储方法

新鲜的凤仙花最好是随采随用，或采集后摊晾，用塑料薄膜包裹，置冰箱冷藏室中，可保存3～5日，时间长了则萎蔫或霉烂；干品则可置阴凉干燥处保存。

家庭药膳

凤仙花月季花粥

原料 凤仙花、月季花各30克，粳米50克，红糖适量。

做法 将凤仙花、月季花研为细末，粳米煮粥，每次取1匙对入粳米粥内，加入红糖调服，每日1剂。

功效 活血化瘀，调经止痛。适用于气滞血瘀、偏于血瘀型痛经。

凤仙花酒

原料 凤仙花90克，红花30克，白矾2克，白酒1000毫升。

做法 将凤仙花切碎，与红花、白矾同装纱布袋内，扎紧口，浸于白酒中，密封20天，经常摇动，过滤去渣，装瓶即可。外敷于伤处，每日或隔日1次。

功效 活血化瘀，消肿止痛。适用于跌打损伤、瘀血肿痛、风湿关节疼痛等。

中药小故事

从前，有一个女孩叫凤仙，自幼和妈妈相依为命。一次，凤仙的妈妈突然得了重病，手背和手指红肿，指甲眼看要脱落，凤仙看在眼里急在心里。一天夜里，她做了一个梦，梦里有一位白胡子老爷爷告诉她，有一种花能治她妈妈的病，那种花就生长在武当山的山顶上。于是，第二天凤仙就去武当山寻找那种花。历经千辛万苦，凤仙终于找到了梦中的花。她采回花，将其捣成花泥，包在妈妈的指甲上，涂在手背上。慢慢地，妈妈的手指、手背消肿了。半个月后，凤仙妈妈的病痊愈了。人们为了纪念这位孝顺的女儿，便称这种花为"凤仙花"。

刘寄奴——破血通经，敛疮消肿

性味：性温，味辛、微苦。

归经：归心经、肝经、脾经。

别名：金寄奴、乌藤菜、六月雪等。

用法用量：5～10克，煎服。

适用人群：血瘀者。

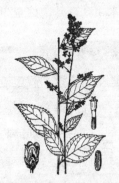

刘寄奴是菊科植物奇蒿的带花全草，生长在林地边缘、灌木丛中、河岸两旁，广泛分布于我国中部至南部各地，江苏、浙江、江西等是其主产地。《唐本草》和《本草图经》中均有记载。在临床中，刘寄奴是常用的一味活血化瘀药，因"妇人以血为本"，所以本品在治疗妇科病方面大有用处，且用之得当，功效卓越。

传统功用

刘寄奴有破瘀通经、止血消肿、消食化积的功效，主治经闭、痛经、产后瘀滞腹痛、恶露不尽、跌打损伤、金疮出血、风湿痹痛、便血、尿血、痈疮肿毒、烫伤、食积腹痛、痢疾等。

中药新解

治疗闭经：刘寄奴具有破血通经、散瘀止痛等功效，临床常用于治疗血滞闭经。

治疗急性传染性肝炎：刘寄奴能促进肝功能的恢复，以转氨酶下降较快，故治疗急性传染性肝炎具有一定的疗效。

治疗烧伤：刘寄奴外用，可治疗Ⅱ、Ⅲ度烧伤。

应用指南

治跌打损伤所致瘀血，伤及腹内，用刘寄奴、骨碎补、延胡索各 50 克，加水 2000 毫升，煎至 700 毫升，再倒入酒和童子小便各 100 毫升，温服。

治产后恶露不尽，咽干烦渴，取刘寄奴、知母（焙）各 50 克，当归（切，焙）、鬼箭羽各 100 克，桃仁（炒）75 克。上药粗捣筛。每次取 20 克，以水 400 毫升，煎至 300 毫升，去渣，温服。

注意事项

气血虚弱，脾虚泄泻者忌服。

选 购要点

刘寄奴以叶绿、花穗黄而多、无霉斑及杂质者为佳。

存 储方法

将刘寄奴置于通风阴凉干燥处保存。

家庭药膳

刘寄奴酒

原料 刘寄奴 10 克，甘草 10 克，白酒 100 毫升。

做法 先将刘寄奴与甘草捣碎，然后放入锅中，加水 200 毫升，煎至 100 毫升，倒入白酒，再煎至 100 毫升，去渣备用，每日早晚 2 次服用。

功效 破血通经，散瘀止痛。主治血滞经闭、产后瘀阻腹痛、折跌损伤，以及创伤出血等。

补益活血酒

原料 刘寄奴、赤芍、白芍、鸡血藤、泽兰、苏木、淮牛膝、女贞子、菟丝子、枸杞子各 10 克，柴胡 6 克，米酒 100 毫升。

做法 上药共捣碎，装入洁净的布袋中，扎紧袋口。把布袋放入干净的瓦罐中，加米酒置于阴凉干燥处，经常摇动。一般 2 周后可以饮用。每日 1 次，用量随意。

功效 补益肝肾，活血调经，促进排卵。

中药小故事

　　刘寄奴是南北朝时期宋国的开国皇帝刘裕的乳名。传说，刘寄奴外出打猎，用箭射中一条大蟒，蟒负伤而逃。第二天他在射蟒处看见两个童子在捣药。武帝问何故捣药，童子们说："昨天我主为刘寄奴射伤，命令我等在此捣药。"刘寄奴大喝一声，童子纷纷逃窜，只留下药臼和草药。后来，刘寄奴用这种草药为受伤将士治疗外伤，果有神效，世人便将此药命名为"刘寄奴"，成为后世治疗金疮之奇药。

益母草——活血调经，利尿消肿

性味： 性微寒，味苦、辛。

归经： 归肝经、心包经。

别名： 益母蒿、益母艾、红花艾等。

用法用量： 9～30克，煎服。

适用人群： 血瘀者。

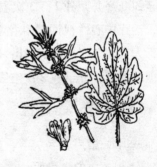

益 母草为唇形科多年生草本植物，味辛、微苦，性微寒，入心包、肝经，具有去瘀生新、活血调经的功效。因其常用于妇女血脉阻滞之月经不调、经行不畅、小腹胀痛、产后恶露不尽等病症的治疗，被视为"妇科经、产要药"。因此，也有人说，益母草是专为女人而生的草，因而，益母草有"神草"之别称。

第九章　活血化瘀药

传统功用

益母草有活血调经、利尿消肿的功效，主要用于月经不调、痛经、经闭、恶露不尽、水肿尿少、急性肾炎水肿等。

中药新解

促进子宫收缩：益母草煎剂或益母草膏对子宫有兴奋的作用，可以增加子宫张力，促进子宫收缩。

增强心血管系统功能：益母草有强心、增加冠脉流量和心肌营养血流量的作用。

抑菌：益母草对许兰氏毛菌，羊毛样小孢子菌、红色表皮癣菌、星状奴卡氏菌等细菌均有抑制作用。

抗凝血：益母草对血小板聚集、血小板血栓形成、纤维蛋白血栓形成以及红细胞的聚集性均有抑制作用。

应用指南

治闭经，取益母草、乌豆、红糖各50克，酒50毫升，炖服，连服1周。

治急性肾小球性肾炎，取干益母草150～200克，加水700毫升，以文火煎至300毫升，分2～3次温服。

治疗中心性视网膜脉络膜炎，取益母草全草干品200克，加水1000毫升，大火煎30分钟取头汁；药渣再加水500～700毫升，煎30分钟。将两次的煎液混合，分早晚2次空腹服。一般15天左右见效。

注意事项

① 孕妇禁用。

② 阴虚血少者忌服。

③ 益母草能导致过敏反应，过敏体质者慎用。

④ 煎煮益母草忌用铁器。

选购要点

益母草以质嫩、叶多、色灰绿者为佳。

存储方法

干益母草置干燥处；鲜益母草置阴凉潮湿处。

益母草延胡索汤

原料 益母草25克，延胡索10克，红枣8枚，鸡蛋1个。

做法 烹制：各物分别洗净。中药稍浸泡；红枣去核。一起下瓦煲，加水450毫升，武火滚沸改中火滚约7～8分钟至蛋熟，取出浸入冷水去壳，再放回滚约7～8分钟便可。吃蛋饮汤。

功效 活血调经，利气止痛。适用于痛经患者。

益母草茶

原料 干益母草90～120克（鲜品加倍）。

做法 按上方量洗净切细，置保温瓶中，以沸水适量冲泡，加盖闷15分钟，频饮代茶。每日1剂。

功效 活血利尿。适用于急性肾小球肾炎。

益母草黑豆粥

原料 黑豆100克，益母草50克，苏木、桃仁各9克，粳米150克。

做法 先将益母草、苏木、桃仁切碎，加水适量煎30分钟，去渣取汁，再将药汁与黑豆加水适量煮熟后放入粳米和水煮粥，粥烂时加入红糖少许调服。早中晚各服1小碗，隔日服1剂。

功效 活血祛瘀，补肾止痛。适用于瘀血型粉刺患者。

中药小故事

夏商时，有一贫妇李氏，在生孩子时留下瘀血腹痛之症，很多年，病都没有治好。一天，她的儿子找到一位采药人，诉说了母亲的病苦。采药人想趁机讹诈病人一笔钱，儿子假装答应，却在背地里偷偷跟踪他，发现了一种叶子呈手掌状，开着红花和紫花的草。儿子将草药带回家，给母亲煎汤喝，半个月后，母亲的瘀血不见了。后来，李氏的儿子用这种草药给很多妇女治好了病，人们就称这种草为"益母草"。

第九章　活血化瘀药

延胡索——活血散瘀，理气止痛

性味：性温，味辛、苦。

归经：归肝经、脾经。

别名：玄胡索、元胡等。

用法用量：3～9克，煎服。

适用人群：血瘀者。

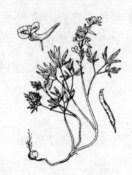

延胡索高20多厘米，叶似鸡爪，开粉红色花，地下有圆球样的块茎。块茎入药，既能活血散瘀，又能行气。中医说"气为血之帅，气行则血行，行则通，通则不痛"，故延胡索又是难得的止痛良药。其止痛功效显著，作用部位广泛，且持久不具毒性是其他活血药所难比拟的，临床可用于多种痛证。

传统功用

延胡索有活血、利气、止痛的作用，临床常用于胸胁疼痛、脘腹疼痛、经闭痛经、产后瘀阻、跌打肿痛等症的治疗。

中药新解

降低血压：延胡索有明显扩张冠状动脉、增加冠脉血流的作用，可以降低血压。

镇痛：延胡索具有显著的镇痛作用，现代临床可用于局部麻醉、急慢性扭伤、内脏痉挛性或非痉挛性疼痛等。

镇静、安定、催眠：延胡索中的延胡索乙素具有镇静、安定的作用，可用于失眠，且服用后无头昏、眩晕等不适。

应用指南

治小便尿血，取延胡索50克，朴消22.5克，二药研为末，每次取12克，以水煎服。

治女性月经不调、腹中刺痛，用延胡索（去皮，醋炒）、当归（酒浸，炒）各50克，桔红100克，共研为末，酒煮米糊和药做成丸子，如梧子大。每次服100丸，空腹服用，以艾醋汤送下。

注意事项

① 血热、气虚者忌服。

② 孕妇忌服。

选 购要点
延胡索以个大饱满、质坚硬而脆、断面黄色发亮、有蜡样光泽者为佳。

存 储方法
将延胡索置于干燥处保存，注意防蛀。

家庭药膳

当归延胡索酒

原料　当归15克，延胡索15克，红花15克，白酒1000毫升。

做法　将前3味共研碎，装入纱布袋，置容器中，加入白酒，密封浸泡7日即成。每日早晚各服1次，每服10～15毫升。

功效　活血散瘀，理气止痛。适用于产后恶露不尽、腹内疼痛等。

延胡索瘦肉粥

原料　瘦猪肉100克，延胡索10克，丹参20克。

做法　猪肉洗净，切片，与后2味共同煲汤。饮汤食肉。

功效　活血化瘀，疏肝理气。

延胡索又名玄胡索、元胡索。宋朝时因避宋真宗"赵延"名讳而将"延胡索"改为"玄胡索"。到清朝时，又因避康熙大帝"玄烨"名讳将"玄胡索"改为"元胡索"。延胡索具有活血止痛的功效。相传，明代荆穆王妃胡氏患了胃脘疼痛的疾病，发病时痛不可忍。后来，名医李时珍为其诊视，使用延胡索3钱，王妃服用后就可以吃饭了，不再呕吐，过了一会儿，她的大便也通畅了，胃痛也停止了。

用好本草 疾病不扰

家用本草养生智慧

王不留行——活血通经，下乳消肿

性味： 性平，味苦。

归经： 归肝经、胃经。

别名： 王不留、奶米、麦蓝菜等。

用法用量： 5～9克，煎服。

适用人群： 血瘀者。

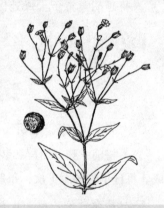

王不留行为石竹科植物麦蓝菜的干燥种子。王不留行以善于行血知名，"虽有王命不能留其行"，所以叫"王不留行"。对于流血不止者，它又可以止血。在妇科，王不留行又是发乳的良药，常与穿山甲同用，俗谚有"穿山甲，王不留，妇人服了乳长流"的说法，可见本品通乳汁的作用是显著的。

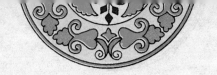

传 统功用

王不留行有活血通经、下乳消肿的功效，临床常用于乳汁不下、经闭、痛经、乳痈肿痛等。

中药新解

收缩子宫：研究表明，王不留行的水煎剂有抗着床、抗早孕的功效，对子宫有兴奋的作用，可促进子宫的收缩。

催产：王不留行有催产的作用，在临床常用于难产或胎死腹中，或作晚期妊娠引产之用。

促进乳汁分泌：王不留行可促进乳汁分泌，常用于产后乳汁不行、乳痈等。

抗肿瘤：王不留行的水提液和乙醚萃取液具有抗肿瘤的作用。

应用指南

治血淋不止，取王不留行50克，当归身、川续断、白芍药、丹参各6克，分作2剂，以水煎服。

治带状疱疹，将王不留行用文火炒黄至少数开花，然后研碎过筛取其细末，用香油将药末调成糊状外涂，一日2～3次。如疱疹已溃破，可将药面直接撒布于溃烂处，每日2～3次，一般用药后10～20分钟即可止疼，2～5天痊愈。

治经前期紧张综合征，取王不留行、橘叶各15克，栀子、香附、陈皮、青皮各10克，以水煎服，每日1剂。

治小便不利，取石韦（去毛）、滑石、瞿麦、王不留行、葵子各100克，捣筛为散，每次服2克，每日服3次。

治乳痈初起，取王不留行50克，蒲公英、瓜蒌仁各15克，当归梢10克，以酒煎服。

注意事项

❶ 孕妇、月经过多者忌服。

❷ 失血、小便带血者忌服。

第九章 活血化瘀药

选 购要点
王不留行以子粒饱满、充实、大小均匀、色黑、无杂质者为佳。

存 储方法
将王不留行置于干燥容器内，置通风干燥处，防蛀。

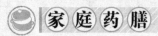 **家庭药膳**

王不留行散

原料 王不留行20克，当归15克，穿山甲、川芎、香附各12克，黄酒适量。

做法 将本方制成散剂（研为细末），每次服6克，每日3次，每次以黄酒送下。

功效 适用于产后乳少、乳汁较稠或无乳，兼见乳房胀痛。

王不留行汤

原料 王不留行20克，当归15克，红花10克，川芎、郁金、香附各12克。

做法 加水煎煮取汁，分3次服。

功效 适用于痛经，如在行经前一两天或月经期小腹胀痛，或伴胸肋乳房作胀；或经行不畅、月经量少；或闭经，月经数月不行，小腹胀痛，胸胁胀满，气血瘀阻者等。

中药小故事

传说，王不留行是东汉药王邳彤发现的。当年，王郎率兵追杀刘秀，黄昏时来到邳彤的家乡，要老百姓给他们送饭送菜，还让村民腾出房子给他们住。这村里的百姓知道他们是祸乱天下的奸贼，就家家关门锁户，没有一缕炊烟。王郎扬言要踏平村庄，斩尽杀绝。幸亏他身边的参军好言奉劝，他才率军离开这个村庄。邳彤想让人记住这段历史，就给一种草药起了个名字叫"王不留行"，表示这个村子不留王郎食宿。

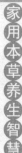

用好本草 疾病不扰

家用本草养生智慧

凡能清解热毒或火毒的药物叫清热解毒药。这里所称的毒,为火热壅盛所致,有热毒和火毒之分。清解热毒药物于清热泻火之中更长于解毒的作用,主要适用于痈肿疔疮、丹毒、瘟毒发斑、痄腮、咽喉肿痛、热毒下痢、虫蛇咬伤、癌肿、水火烫伤以及其他急性热病等。在临床用药时,我们应根据各种疾病的不同表现,结合具体药物的特点,有针对性地选择应用。

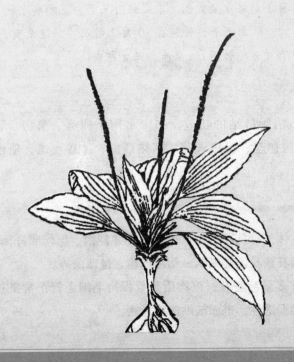

第十章 清热解毒药

连翘——清热解毒，消肿散结

性味： 性微寒，味苦。

归经： 归肺经、心经、小肠经。

别名： 连壳、黄花条、黄链条花等。

用法用量： 9～15克，煎服。

适用人群： 阴虚、湿热者。

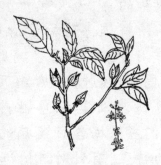

连翘是临床应用极其广泛的清热解毒中药材，其根、茎、叶、果实均可入药，但主要药用部分是果实。连翘药用分青翘、黄翘（也称老翘）两种。青翘在9月上旬果皮呈青色尚未成熟时采下，置沸水中稍煮片刻或放蒸笼内约半小时，取出晒干；黄翘在10月上旬果实熟透变黄、果壳裂开时采收，筛去种子（可作种用）、杂质，晒干即成。

传统功用

连翘有清热解毒、消肿散结的功效，临床常用于痈疽、瘰疬、乳痈、丹毒、风热感冒、温病初起、温热入营、高热烦渴、神昏发斑、热淋尿闭等。

中药新解

抗菌： 连翘浓缩煎剂在体外有抗菌作用，可抑制伤寒杆菌、副伤寒杆菌、大肠杆菌、痢疾杆菌、白喉杆菌及霍乱弧菌、葡萄球菌、链球菌等。

治疗紫癜： 连翘中含有多量芸香苷，该物质具有保持毛细血管正常抵抗力，减少毛细血管的脆性和通透性，进而辅助治疗紫癜。

消炎：连翘有明显的消炎作用，可促进炎性屏障的形成，降低毛细血管通透性，减少炎性渗出。

减少青春痘，治疗毛囊炎：连翘对皮脂腺分泌有一定的抑制作用，可防止皮肤过度油腻，减少青春痘和毛囊炎的发生，能改善油性皮肤肤质。

应用指南

治急性肾炎，取连翘18克，加水用文火煎至150毫升，分3次食前服，小儿酌减。

治紫癜病，取连翘18克，加水用文火煎成150毫升，分3次食前服。

治视网膜出血，取连翘18～21克，以文火煎煮，饭前服用，每日3次。

注意事项

①脾胃虚弱、气虚发热者忌服。

②痈疽已溃、脓稀色淡者忌服。

选 购要点
青翘以色绿、不开裂者为佳；黄翘以色黄、瓣大、壳厚者为佳。

存 储方法
将连翘置于干燥处保存。

家庭药膳

菊花连翘汤

原料 菊花12克，连翘12克，生甘草5克。

做法 将以上药材洗净，共加水煮20分钟。温服，每日1次。

功效 主治结核性脑膜炎等疾病。

连翘薄荷饮

原料 连翘20克，薄荷6克，白糖20克。

做法 将连翘加适量水煎，取汁500毫升，加入薄荷快煎3分钟，取汁去渣，饮时冲入白糖。每日1剂，分2次服完。

第十章 清热解毒药

功效 清热解毒，消肿利咽。适用于急性咽炎。

中药小故事

　　很久以前，摩天岭的山峦里住着大牛和莲巧这对兄妹。一天，莲巧上山给哥哥送饭，走到一个山坡上，忽然看到一条大蟒蛇缠住一个孩子。她搬起一块石头向蟒蛇砸去。蟒蛇疼痛难忍，松开了孩子，却张着血盆大口向莲巧扑来，孩子得救了，而莲巧却被蟒蛇缠死。莲巧死后不久，在她的坟旁长出了一棵棵小树，并且越长越多，越长越大，人们都说这是莲巧姑娘变的，为了纪念她，就叫这种树为连翘树。

用好本草 疾病不扰

家用本草养生智慧

 知母——清热泻火，滋阴润燥

性味：性寒，味甘、苦。

归经：归肺经、胃经、肾经。

别名：羊胡子根、地参、蚳母等。

用法用量：6～12克，煎服。

适用人群：湿热、阴虚者。

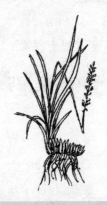

　　知母是一味常用的清热药，其性甘寒质润，有清热泻火与滋阴润燥并举的特点。《神农本草经》记载其"主消渴热中，除邪气，肢体浮肿，下水，补不足，益气"。知母可治疗肺胃实热、阴虚燥咳、消渴、肠燥便秘等病症，临床常与石膏、贝母、黄柏、花粉、首乌等同用，其中较为著名的方剂有白虎汤、知柏地黄丸、二母散等。

传 统功用

知母有清热泻火、滋阴润燥、利水消肿的功效。主治烦热消渴、骨蒸劳热、肺热咳嗽、大便燥结、小便不利等。

中药新解

杀菌：知母煎剂对葡萄球菌、伤寒杆菌有较强的抑制作用，对痢疾杆菌、副伤寒杆菌、大肠杆菌、枯草杆菌、霍乱弧菌等也有不同程度的抑制作用。

抗癌：知母中含有皂苷，该物质具有抑制肿瘤生长的作用，使患者的生存期延长。另外，知母治疗皮肤鳞癌、宫颈癌等也有较好的疗效，且无副作用。

解热：知母具有明显的解热作用，对流行性出血热、流行性乙型脑炎、肺结核潮热均有明显疗效。

应用指南

治胃中有热、大便下血，取知母、黄芩各10克，甘草5克。以水煎，热服。

治气虚劳伤、面黄肌瘦、动作倦怠，取麦冬25克，知母、黄柏各15克，人参10克，广皮5克，甘草3克，以水煎服。

治咽喉涩痛、口唇破、吐脓血，取知母（焙）、石膏各50克，黄芩（去黑心）、甘草（炙、锉）各1克。上4味粗捣筛，每次取15克，以水400毫升，糯米1匙，煎至300毫升，去渣，食前温服。

注意事项

❶ 脾虚便溏者不宜服用。

❷ 勿用铁器煎熬或盛置知母。

选 购要点

知母以肥大、滋润、质硬、色黄白、嚼之发黏者为佳。

存 储方法

将知母置于通风干燥处保存，注意防潮。

第十章 清热解毒药

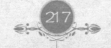

知母龙骨炖鸡

原料 鸡1200克，龙骨40克，知母20克，精盐适量。

做法 将母鸡拔毛，去内脏洗净，取知母、龙骨放入鸡腹腔内，文火炖至熟烂，加入精盐调味即可，早晚佐餐食用。

功效 温中益气，清热泻火。适用于体虚、体质湿热者。

知母玉竹蜜

原料 知母、玉竹各60克，蜂蜜1000克。

做法 知母、玉竹放入瓦罐中，加冷水煎煮，滤出头汁。再加冷水煎煮，滤出二汁，弃渣。将头汁、二汁、蜂蜜一起倒入大瓷盆内，加盖，旺火隔水蒸2小时，离火，冷却，装瓶，密盖。每次服15毫升。

功效 清热降火。适用于阴虚热盛、气阳两虚型糖尿病。

沙参知母粥

原料 沙参、山药、莲子、薏苡仁、白茅根各20克，知母10克，糖适量，粳米50克。

做法 先将山药切成小片，与知母、白茅根、沙参一起入净布包起，再加入所有材料，加水用火煮沸后，再用小火熬成粥。

功效 益气养阴，清热利湿。

中药小故事

有个孤寡老人，年轻时靠挖药为生。老人有块心病，就是自己的认药本事无人可传，想来想去，她决定找个可靠的后生，了却自己的心病。两年过去了，老人终于遇到了一个为人厚道的年轻人。老人与他共度了三年的光阴，决定传他认药的本事。一天，老人指着一丛线形叶子的野草对年轻人说："孩子，一直以来，你很懂得我的心思。这种药还没有名字，你就叫它'知母'吧！"这便是知母的由来。

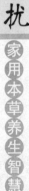

升麻——清热解毒，发表透疹

性味：性微寒，味辛、微甘。

归经：归肺经、脾经、胃经、大肠经。

别名：周升麻、周麻、鸡骨升麻等。

用法用量：3～9克，煎服。

适用人群：热性体质者。

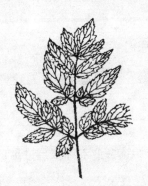

升麻以解毒、透疹见长，为清解肺胃热毒、透发麻疹之药。《本草纲目》言升麻"解百毒，吐蛊毒"。《本草汇言》更明确指出升麻为"升解之药，凡风可散，热可清，疮疹可解，下陷可举，内伏可托，诸毒可拔"。现代名医方药中也有"重用升麻解诸毒"的经验。现代药理研究证明，升麻有抗菌、解热、兴奋胃肠平滑肌、解毒等作用。

传统功用

升麻有清热解毒、发表透疹、升阳举陷的功效，主治口疮、咽痛、斑疹、头痛寒热、痈肿疮毒、中气下陷、脾虚泄泻、久痢下重、妇女带下、崩中等。

中药新解

保护心血管系统：升麻有保护心血管系统的作用。动物实验证明，注射升麻水提取物后，有助于降低血压、抑制心肌、减慢心率。

抗菌：升麻对金黄色葡萄球菌、炭疽杆菌有较强的抑制作用，对乙型链球菌、白喉杆菌、伤寒杆菌、绿脓杆菌、大肠杆菌、痢疾杆菌也有不同程度的抑制作用。

镇静、抗惊厥：升麻水提取物有镇静的作用，在小白鼠实验中可以对抗樟脑或士的宁引起的惊厥。

应用指南

治胃热牙痛，取升麻煎汤，热漱并咽下。方中也可加生地黄。

治口舌生疮，用升麻50克，黄连1.5克，共研为末，棉裹药末，口含咽汁。

治产后恶露不净，用升麻150克，加清酒5000毫升煮成2000毫升，分2次服下。

注意事项

① 上盛下虚、阴虚火旺者忌服。

② 麻疹已透者忌服。

③ 升麻不可服用过量，否则会产生头晕、震颤、四肢拘挛等症状。

选购要点

升麻以个大、质坚、表面色黑褐者为佳。

储存方法

将升麻置通风干燥处保存。

 ## 家庭药膳

杞菊升麻茶

原料 枸杞子10克，菊花3克，升麻15克。

做法 将枸杞子、菊花、升麻同时放入较大的有盖杯中，用沸水冲泡，加盖，闷15分钟后开始饮用。代茶，频频饮用，一般可冲泡3～5次。

功效 清肝泻火，养阴明目，降压降脂。

升麻蔬菜汤

原料 升麻10克，枸杞子6克，大白菜150克，萝卜30克，干海带芽、紫菜末各10克，葱3根，味精15克。

做法 萝卜去皮；大白菜洗净，切块；葱洗净，切断；味精加入适量水，轻轻搅动化开。升麻放入锅中加适量水煮30分钟，滤除杂质，汤汁留下。将除海带芽

以外的全部材料放入汤汁中煮10分钟，停火，再加入海带芽泡至涨开即可。

功效 清热祛火，通气排便。

中药小故事

　　一个老妇得了重病，其女儿青梅贴出治病招亲的告示。当晚，青梅梦见一位神仙，说她的行为感动了上苍，玉帝送她一句话："竹马到来日，洞房花烛时。"说来也巧，一个采药人当晚也梦见神仙对他说这句话，还命他上山挖药。第二天，他听说了青梅家的事，立刻起身寻找"竹马"。终于，他找到了这种植物，并用它治好了青梅娘的病。青梅与他成了亲，二人的事被传为佳话，而药材竹马也被传成了"升麻"。

 # 荆芥——发表散风，透疹消疮

性味：性微温，味辛。

归经：归肺经、肝经。

别名：香荆荠、假苏、姜芥等。

用法用量：4.5～9克，煎服。

适用人群：风热者。

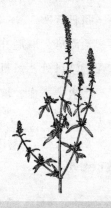

荆 芥属唇形科一年生草本植物，有疏风解表、宣散疹毒、止血之功，无论风寒感冒、风热感冒，均可应用。《本草纲目》记载："（荆芥）散风热，清头目，利咽喉，消疮肿，治项强，目中黑花，吐血衄血，下血血痢，崩中痔漏。"自此看来，荆芥虽其貌不扬，但药效和功能却很多。

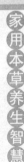

传 统功用

荆芥有解表散风、透疹的功效，临床常用于感冒发热、头痛、目痒、咳嗽、咽喉肿痛、麻疹、痈肿、疮疖、衄血、吐血、便血、崩漏、产后血晕等。

中药新解

抗菌、抗炎：荆芥煎剂对金黄色葡萄球菌和白喉杆菌有较强的抗菌作用。此外，对炭疽杆菌、乙型链球菌、伤寒杆菌、痢疾杆菌、绿脓杆菌和人型结核杆菌等也有一定的抑制作用。

解热、镇痛：荆芥煎剂具有解热、镇痛的作用。

止血：荆芥有止血的作用，临床上使用荆芥炭治疗各种出血疾病时，以散剂内服为佳。

促进汗腺分泌：荆芥能促进汗腺分泌而有发汗作用，可缓解肢体痉挛，增强皮肤血液循环。

应用指南

治尿血，取荆芥、缩砂等份，共同研为末。每次取 15 克，以糯米汤送下，每日 3 次。

治湿疹，取荆芥、防风、透骨草、蝉蜕各 30 克。加水 4 碗，熬 5～6 滚。先熏后洗患处，每日 2 次。

治大便下血，取荆芥 100 克、槐花 50 克，研为末，每次取 15 克，以清茶送下。

治荨麻疹，取净荆芥穗 50 克，碾为细面，过筛后装入纱布袋内，均匀地撒布患处。

注意事项

❶ 表虚自汗、阴虚头痛者忌服。

❷ 荆芥与驴肉、无鳞鱼相克。

选 购要点

荆芥以浅紫色、茎细、穗多而密者为佳。

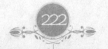

存 储方法
将荆芥置于阴凉干燥处保存。

家庭药膳

荆芥粥

原料 荆芥10克（鲜者30～60克），大米50克，精盐、胡椒粉各适量。

做法 将荆芥择洗干净，放入锅中，加清水适量，浸泡5～10分钟后，水煎取汁，加大米煮粥，待熟时调入精盐、胡椒粉，再煮一、二沸即成，或将鲜荆芥洗净，切细，调入粥中服食。每日1～2剂，连服3～5天。

功效 疏风解表，宣散毒疹。适用于风寒、风热感冒，风疹瘙痒或麻疹透发不畅等。

荆芥生姜粥

原料 鲜荆芥8克，淡豆豉6克，薄荷3克，粳米70克，生姜10克，白糖适量。

做法 将粳米放入锅里，用大火煮八成熟后改用小火煮，煮的过程中要不断搅拌，以免粘锅。另一砂锅中加入清水，倒入薄荷、豆豉、荆芥、生姜，大火煮6分钟。将汤药去渣取汁，倒入粥锅里，再用小火煮9分钟，根据个人口味放入适量白糖即可。

功效 祛风散寒，退热除烦。适用于风寒感冒、发热、头痛、咽痛、心烦等。

中药小故事

荆芥又称假苏。相传在古代，百姓遭遇大旱天气，民不聊生。有一天，一位老神仙飘然而至，他随手从路边采了一种植物说："这种草名为假苏，邪之将至，参食可避之。"于是乡邻遍传，争相食之。没多久，当地发生瘟疫，很多人因食用这种草存活下来，而富豪之家或不食者死亡大半。至此，食用荆芥成为一种习惯，一直流传于今。据说，常吃的人，能够年逾古稀，从不落齿，所以民间又称之为"稳齿菜"。

第十章 清热解毒药

板蓝根——清热解毒，凉血利咽

性味：性寒，味苦。

归经：归心经、胃经。

别名：靛青根、大蓝根、大青根等。

用法用量：9～15克，煎服。

适用人群：湿热者。

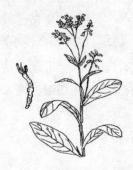

板蓝根来源于十字花科植物菘蓝的干燥根，名源自于《神农本草经》，其神奇疗效在历代各家医书中都有记载。宋代《日华子本草》就推崇其能治"天行热毒"，清代张秉成认为板蓝根清热解毒、辟疫、杀虫。经现代研究证明，板蓝根有抗病原微生物（如细菌、病毒等）、解毒、抗癌、抗红白血病和提高人体免疫力等作用。

传统功用

板蓝根有清热解毒、凉血利咽的功效。主治温毒所致的疾病，如流感、上呼吸道炎症、流脑、腮腺炎、急性肠炎、菌痢、肝炎、颜面丹毒、热病发斑等。

中药新解

治流行性脑膜炎：板蓝根、大青叶煎剂，对脑膜炎双球菌有很强的杀灭作用。

治流行性感冒：药理研究表明，板蓝根对流感病毒有明显的抑制作用。

调节免疫力：板蓝根对特异性及非特异性免疫、体液免疫、细胞免疫均起到一定促进作用。

用好本草 疾病不扰 家用本草养生智慧

抗炎：实验证明，板蓝根对于炎症发展过程的各阶段皆有一定的抑制作用，具有较为广泛的抗炎活性。

应用指南

治流行性感冒，取板蓝根 50 克、羌活 25 克，煎汤，一日 2 次，连服 2～3 日。

治红眼病，取板蓝根、蒲公英各 9 克，野菊花 6 克，黄连 3 克，上药煎水，每日熏洗 3 次，对治疗暴发性红眼病的效果极佳。

治腮腺炎，取板蓝根 30 克，煎水服用，连服 5 天，有一定的预防作用。腮腺炎发热肿痛时可用板蓝根 30 克、野菊花 15 克、银花 10 克，煎水饮，有较好的治疗作用。

注意事项

❶ 体虚而无实火热毒者忌服板蓝根。

❷ 慢性胃肠炎、胃下垂、消化性溃疡患者慎服。

❸ 过敏体质者慎服。

❹ 板蓝根性味苦寒，服用最好不超过 3 天。

选 购要点

板蓝根以表面呈灰褐色、较光滑、质硬而脆、易折断、断面中央有灰白的髓、外层呈灰褐色、中层呈黄白色者为佳。

存 储方法

将板蓝根置于干燥通风处保存。

 家庭药膳

板蓝根银花饮

原料 板蓝根 100 克，银花 50 克，甘草 15 克，冰糖适量。

做法 将板蓝根、银花和甘草加适量水煎煮，去渣后加入冰糖即可。每次服 10～20 克，每日数次。

功效 清热，凉血，解毒。适用于水痘及一切病毒感染所引起的发热。

板蓝根粥

原料 板蓝根 30 克，大米 50 克，白糖适量。

做法 将板蓝根择净，放入锅中，加清水适量，水煎取汁，再加大米煮粥，待熟时调入白糖，再煮一二沸即成。每日 1 剂。

功效 清热解毒。适用于流感、痄腮发热及头身疼痛等。

中药小故事

传说有一年，百姓们得了瘟疫。南海龙王的儿子青金龙带着东海龙王的龙孙紫银龙，一起来到人间除病。两叔侄去药王菩萨那里取了神药种子，然后扮作郎中模样，教人们栽种及服用药苗。百姓们一个个迅速康复。他们把青金龙和紫银龙奉若神灵，待若上宾。叔侄俩深受感动，决定永留人间，于是他们变成了两株茁壮的药苗。人们后来知道他们是龙子龙孙，便把这种良药叫作"龙根"，后世医家将其改为"板蓝根"。

金银花——凉散风热，清热解毒

性味： 性寒，味甘。

归经： 归肺经、心经、胃经。

别名： 银花、双花、二花等。

用法用量： 9～15 克，煎服或泡茶。

适用人群： 湿热者。

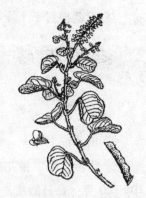

金 银花学名忍冬，是忍冬科的一种植物，花称为金银花。"金银花"一名出自《本草纲目》，由于忍冬花初开为白色，后转为黄色，因此得名金银花。由于它性甘寒，气芳香，清热而不伤胃，芳香透达又可祛邪，既能宣散风热，还善清解血毒，所以自古就被誉为清热解毒的良药。

传统功用

金银花有清热解毒、凉散风热的功效，主要用于痈肿疔疮、喉痹、丹毒、热毒血痢、风热感冒、温病发热等。

中药新解

解毒：金银花的解毒作用很强，在外科中为常用之品，一般用于有红肿热痛的疮痈肿毒。

治疗感冒：金银花有很好的杀菌作用，常食金银花能预防和治疗感冒，缓解发热、咳嗽等症状，同时对肠炎、菌痢等有很好的预防和缓解功效。

治疗牙病：金银花中的有效成分能清新口气，对牙龈肿痛有很好的缓解效果。

祛痘：能清热去痘，促进肌肤细胞更新，提供肌肤所需的营养成分，并能排除肌肤中的毒素，促进面部皮肤血液循环。

应用指南

预防乙脑、流脑，取金银花、连翘、大青根、芦根、甘草各9克，水煎代茶饮。每日1剂，连服3～5天。

治热淋，取金银花、海金沙藤、天胡荽、金樱子根、白茅根各50克，水煎服。每日1剂，5～7天为1个疗程。

治胆道感染、创口感染，取金银花50克，连翘、大青根、黄芩、野菊花各15克，水煎服。每日1剂。

注意事项

脾胃虚寒、气虚疮疡脓清者忌服。

选购要点

金银花以花蕾未开放、色黄白、肥大者为佳。

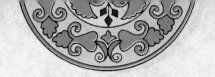

存 储方法

将金银花置于阴凉干燥处保存，注意防潮防蛀。

家庭药膳

金银粥

原料 鲜金银花50克（干品30克即可），甘草20克，粳米100克。

做法 将金银花、甘草洗净，去杂质，加水适量，煮1小时，过滤取汁，以汁水煮粳米为粥，食用。

功效 消炎，败毒。适用于疗疮、消热毒等。

金银花茶

原料 金银花（干品）20克，蜂蜜适量。

做法 将金银花放入壶内，注入开水闷10分钟，加入蜂蜜调味即可。

功效 解毒杀菌，疏散风热。

三鲜粥

原料 鲜金银花、鲜扁豆花、鲜丝瓜花各10朵，粳米50克，白糖适量。

做法 将上述三味药的鲜花淘洗干净，加水适量，煎煮10分钟，过滤取汁，以汁煮粳米为粥，放白糖调味，食用。

功效 败火，祛暑。适用于暑伤气阴者。

中药小故事

传说，有一对姐妹，姐姐叫金花，妹妹叫银花。她们的感情很好，发誓"生愿同床，死愿同葬"。有一次，金花得了热毒病，村里无药可医。由于这种病传染，所以整日守着姐姐的银花也病倒了。没过多久，她们离开了人世。临终前，两姐妹发誓要变成专治热毒病的药草。果然，在她们死后第二年，坟前长出一种绿叶的小藤，初开白色的花，渐变为黄色。人们采花入药，治热毒病有奇效。从此，大家便称它为"金银花"。

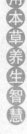

用好本草 疾病不扰

家用本草养生智慧

鱼腥草——清热解毒，利尿通淋

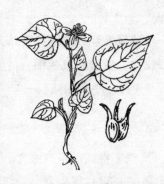

性味：性微寒，味辛。

归经：归肺经。

别名：折耳菜、猪母草、狗贴耳等。

用法用量：15～25克，煎服（不宜久煎）。

适用人群：湿热者。

鱼腥草，学名蕺菜，因鲜草有鱼腥味而得名。其花一般在5～8月开放，我国江苏、安徽、云南、贵州、四川等省分布较多。鱼腥草不仅是人们爱吃的桌上佳肴，也是一种重要的中药材，其根茎有利尿通淋、清热解毒之功效。现代药理研究表明，鱼腥草具有抗菌、抗病毒、抗感染、镇痛、止咳、止血等作用。

传统功用

鱼腥草有清热解毒、消痈排脓、利尿通淋的功效，主要用于肺痈吐脓、痰热喘咳、热痢、热淋、痈肿疮毒等症的治疗。

中药新解

扩张血管：鱼腥草所含的槲苷具有扩张血管的作用，能有效扩张肾血管。

利尿消肿：服用鱼腥草可增加尿液分泌，能取得利尿的疗效。

提高免疫力：鱼腥草中含有一种黄色油状物，可促进白细胞的吞噬能力，增强机体免疫力。

抗菌：鱼腥草含鱼腥草素、月桂醛等挥发油成分，对多种球菌、杆菌和各种微生物都有明显的抑制作用。

应用指南

治疗痢疾，取鱼腥草 20 克，山楂炭 6 克，水煎加蜂蜜服。

治流行性腮腺炎，取新鲜鱼腥草适量，捣烂外敷患处，以胶布包扎固定，每日 2 次。

治急性黄疸性肝炎，用鱼腥草 180 克，白糖 30 克，水煎服，每日 1 剂，连服 5～10 剂。

治感冒发烧，取细叶香茶菜 20 克，鱼腥草 16 克，以水煎服；或将上药共研细末，煎煮滤液浓缩，并与细末混合压片，每片 0.3 克，每日 3 次，每次 3～4 片，小儿酌减。

注意事项

① 虚寒性体质不宜服食。

② 疔疮肿疡属阴寒，无红肿热痛者慎服。

选 购要点

鱼腥草以淡红褐色、茎叶完整、无泥土等杂质者为佳。

存 储方法

将鱼腥草洗净，晒干，置于干燥处保存。

家庭药膳

鱼腥草炖猪肚

原料 猪肚 1 具，鱼腥草 60 克，精盐适量。

做法 将猪肚剖开一侧，洗净，将鱼腥草填入，加水大火烧沸，转小火慢炖至汤浓肚烂，加精盐调味。食肚喝汤。每日 1 剂，连用 3 剂。

功效 对肺病咳嗽、盗汗有很好的辅助疗效。

鱼腥草蒸鸡

原料 嫩母鸡 1 只（重约 1500 克），鱼腥草 200 克，精盐、姜、葱、胡椒粉各适量。

做法 嫩母鸡洗净，剁脚爪，放入沸水锅焯一下，捞出洗净血污，放入汤盆，加精盐、姜、葱、胡椒粉和适量清水，上笼蒸至鸡熟透，再加入鱼腥草，略蒸即可。

功效 此菜由清热解毒、利尿消肿的鱼腥草与温中益气、补髓添精的鸡肉相配伍，既可为人体提供丰富的营养成分，又具有消炎解毒的功效，可作为肺脓疡、虚劳羸瘦、水肿、脱肛等症的辅助食疗菜品。

中药小故事

当年，越王勾践做了吴王夫差的俘虏，勾践忍辱负重假意百般讨好夫差，方被放回越国（今绍兴）。传说勾践回国的第一年，越国碰上了罕见的荒年，百姓无粮可吃。为了和国人共渡难关，勾践翻山越岭终于寻找到一种可以食用的野菜，而且生长能力特别强，总是割了又长，生生不息。于是，越国上下竟然靠着这小小的野菜渡过了难关。这种野菜有鱼腥味，被勾践命名为"鱼腥草"。

蒲公英——清热解毒，利尿通淋

性味：性寒，味甘、微苦。

归经：归脾经、胃经、肾经。

别名：黄花地丁、婆婆丁等。

用法用量：9～15克，煎服。

适用人群：湿热者。

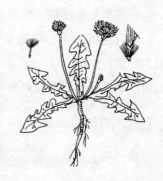

第十章 清热解毒药

蒲 公英是一种传统的清热解毒药物，可以说是一种天然的抗生素。其性味苦、甘、寒，无毒，能入肝经和胃经，具有很好的清热解毒、消肿散结、利尿通淋的作用。蒲公英在很早的医书中就有记载。《新修本草》："主妇人乳痈肿、水煮汁饮之及封之，立消。"《本草备要》："专治乳痈、疔毒，变为通淋妙品。"

传统功用

蒲公英有清热解毒、利尿散结的功效，主治急性乳腺炎、淋巴腺炎、瘰疬、疔毒疮肿、急性结膜炎、感冒发热、急性扁桃体炎、急性支气管炎、胃炎、肝炎、胆囊炎、尿路感染等。

中药新解

杀菌：蒲公英对金黄色葡萄球菌耐药菌株、溶血性链球菌有较强的杀菌作用，对肺炎双球菌、脑膜炎球菌、白喉杆菌、绿脓杆菌、变形杆菌、痢疾杆菌、伤寒杆菌等及卡他球菌也有一定的杀菌作用。

治疗结石症：国外研究证明，蒲公英在动物身上有利胆作用，临床上蒲公英对慢性胆囊痉挛及结石有效。

美容：蒲公英的叶子有改善湿疹、舒缓皮肤炎的功效，根则具有消炎作用，花朵煎成药汁可以去除雀斑。

应用指南

治肺癌引起的疼痛，取适量新鲜的蒲公英，捣碎，取汁直接敷于痛处。

治流行性腮腺炎，取适量新鲜的蒲公英，捣碎，加鸡蛋清（少加白糖）调糊，外敷。

治沙眼痒痛，取适量新鲜的蒲公英捣烂，取汁，高温消毒后滴到痒处。

注意事项

阳虚外寒、脾胃虚弱者忌用。

选购要点

蒲公英以叶多、色灰绿、根完整、无杂质者为佳。

存 储方法
将蒲公英置于通风干燥处。注意防潮防蛀。

家庭药膳

蒲公英炒肉丝

原料 蒲公英250克，猪肉100克，料酒、精盐、味精、葱花、姜末、酱油、植物油各适量。

做法 将蒲公英去杂洗净，入沸水锅炸一下，捞出洗净，挤水切段；猪肉洗净切丝；将料酒、精盐、味精、酱油、葱、姜同放碗中搅匀成芡汁。锅烧热，下肉丝煸炒，加入芡汁炒至肉熟而入味，投入蒲公英炒至入味，出锅即成。

功效 解毒散结，滋阴润燥。适用于热毒疮肿、瘰疬、红眼病、便血、便秘、咳嗽、糖尿病、胃炎、感冒等。

蒲公英茶

原料 干燥蒲公英75克。

做法 将蒲公英洗净，放入锅中，加水淹过蒲公英；大火煮沸后盖上锅盖，小火熬煮一小时。滤除茶渣，待凉后即可饮用。

功效 清热解毒，利尿散结。适用于热毒疮肿、便秘、咳嗽、感冒等。

中药小故事

在很久以前，有一个十六岁姑娘患了乳痈。她的母亲很封建，以为女儿一定做了见不得人的事才会患上这种病。姑娘见母亲怀疑自己，便投河自尽，以示清白。事后，她被一个姓蒲的老者和其女儿救起。老者问清原因，便叫女儿小英上山采回一种药草。老者将药草洗净，捣烂成泥，为姑娘敷好。几天后，姑娘就痊愈了。以后，姑娘将这草带回家园栽种。为了纪念渔家父女，便叫这种野草为"蒲公英"。

白头翁——清热解毒，凉血止痢

性味：性寒，味苦。

归经：归胃经、大肠经。

别名：毛姑朵花、老婆子花、老公花等。

用法用量：9～15克，煎服。

适用人群：湿热、阴虚者。

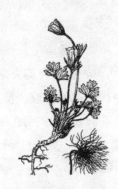

白头翁虽是野草，但药用价值却很高，历代本草专著多有记述。中医认为，白头翁有清热解毒、凉血、明目、消赘的功效。有诗云："苦温味性白头翁，主入心经与肾经，温证发狂为主治，并消积聚痕和证。瘿瘤瘰疬皆能散，鼻衄金疮亦可平。阴疝痉兮偏肿愈，秃疮膻腥治亦能。腹痛骨病牙痛止，红痢能将毒性清。肠垢搜刮堪竭净，佐之以酒效尤灵。"

传统功用

白头翁具有清热解毒、凉血止痢、燥湿杀虫的功效，主治赤白痢疾、鼻出血、崩漏、血痔、寒热温疟、带下、阴痒、湿疹、瘰疬、痈疮、眼目赤痛等。

中药新解

治疗痢疾：白头翁为治阿米巴痢疾的要药，单用较大剂量，即有效果。常用成方白头翁汤，即以本品为主药，配合黄连、黄柏、秦皮而成，既可治阿米巴痢疾，也可治菌痢。

抗菌：白头翁对金黄色葡萄球菌、绿脓杆菌、枯草杆菌等有明显的抑制作用。

镇静、镇痛、抗痉挛：现代研究证明，白头翁中的乙醇提取物具有镇静、镇痛及抗痉挛的作用。

应用指南

治细菌性痢疾，取白头翁 18 克，黄柏 9 ～ 18 克，秦皮 6 ～ 9 克，木香、陈皮、甘草各 3 克，加水 400 毫升，煎成 200 毫升为 1 剂，每日早晚分服，连服 5 ～ 10 天或 7 ～ 15 天为 1 疗程。

治淋巴结核，取白头翁 250 克，洗净剪成寸段，用白酒 2000 毫升浸泡，装坛内密封，隔水煎煮数沸，取出后放地上阴凉处 2 ～ 3 天，然后开坛，捞出白头翁，将酒装瓶密封备用。早晚食后 1 小时各服 1 次，每次饮 1 ～ 2 盅。一般 1 ～ 2 个月为一疗程。

注意事项

虚寒泻痢者忌服。

选购要点

白头翁以条粗长、整齐、外表灰黄色、根头部有白色毛茸者为佳。

存储方法

将白头翁置于通风干燥处保存。

家庭药膳

白头翁粥

原料 川黄连 10 克，白头翁 50 克，粳米 30 克。

做法 将黄连、白头翁入砂锅，水煎，去渣取汁。另锅中加清水 400 毫升，煮至米开花，加入药汁，煮成粥，待食。每日 3 次，温热服食。

功效 清热，解毒，凉血。主治中毒性痢疾。

白头翁解毒汤

原料 白头翁 50 克，银花、木槿花各 30 克，白糖 30 克。

做法 将白头翁、银花、木槿花煎取浓汁 200 克，加白糖，温服。

功效 适用于湿热型菌痢。

中药小故事

　　有个年轻人患了痢疾，在半路上疼得肠如刀绞，行动不得。这时，一位白发苍苍的老头拄着拐杖走来，他指着路边一颗果实上长着白毛的草说："这东西的根就是药，你挖回去煎汤，只要连吃三剂就好。"年轻人照做，果然见效了。为了感激那位救过他的老人，年轻人每天坐在与老人相遇的道边，然而久久等不到老人的身影。一天，年轻人望着药草出了神，他发现药草的白毛很像那位老者的白发，便为其取名为"白头翁"。

用好本草
疾病不扰

家用本草养生智慧

马齿苋——清热解毒，凉血止痢

性味： 性寒，味酸。

归经： 归肝经、大肠经。

别名： 马齿菜、马苋菜、猪母菜等。

用法用量： 25～50克，煎服。

适用人群： 湿热者。

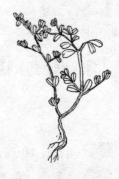

　　马齿苋是马齿苋科马齿苋属一年生草本植物。在民间，它享有"太阳花"、"死不了"、"长命花"、"五行草"之称，是一种自古深受人们喜爱的野菜，田间、路旁、原野、庭院随处可见其踪迹，适应能力极强。马齿苋也是一味常用的中药材，中医认为，马齿苋具有清热解毒、凉血止痢、除湿、通淋等功效，经常服用对人体极为有益。

传

马齿苋有清热利湿、凉血解毒的功效，内服用于细菌性痢疾、急性胃肠炎、急性阑尾炎、乳腺炎、痔疮出血、白带等症，外用可治疗疮肿毒、湿疹、带状疱疹等。

中药新解

利水消肿：马齿苋中含有较多的钾元素，常食能起到利尿消肿的功效，还有降低血压的作用。

消除尘毒：研究表明，食用马齿苋能治疗某些炎症，对白癜风等疾病也有一定的缓解作用，还可帮助溃疡愈合。

杀菌消炎：马齿苋对大肠杆菌等细菌有很好的杀灭功效，能起到辅助治疗炎症的效果。

防治心脏病：马齿苋对心脑血管有积极的保护作用，常食能起到防治心脑血管疾病的功效。

应用指南

治肠炎、菌痢，取马齿苋干品45克，加水煎汤，日服2次；如用鲜品，日取150克，捣烂绞汁，分2次服用。

治滴虫性阴道炎，取鲜马齿苋120克，蛇床子30克，苦参30克，煎水外洗患处，每日2次。

治肺结核，取鲜马齿苋250克，大蒜头1只，加水煎汤代茶饮。

治牙龈炎，用鲜马齿苋200克，加水煎汤服用，每日服3次。

治传染性肝炎，取马齿苋1000克，洗净，加水煎汤煮食，此方对黄疸和中暑同样适用。

注意事项

① 脾胃虚寒、肠滑腹泻者忌食。

② 孕妇，尤其是有习惯性流产者，应禁止食用。

③ 马齿苋忌与胡椒、该粉、甲鱼同食。

选 购要点

马齿苋以棵小、质嫩、叶多、青绿色者为佳。

第十章 清热解毒药

存 储方法

可晒成干菜，置于干燥处保存。

家 庭 药 膳

马齿苋芡实瘦肉汤

原料 马齿苋50克，芡实100克，瘦猪肉150克，精盐、味精各适量。

做法 将马齿苋摘去根、老黄叶片，用清水洗净，切成段；瘦猪肉切成丁，芡实洗净。把马齿苋、芡实、瘦猪肉丁同放入净锅内，加入适量清水，先用武火煮滚，再用文火煲2小时即可，食用时加入精盐、味精调味。

功效 清热解毒，祛湿止带。

马齿苋炒鸡蛋

原料 马齿苋60克，鸡蛋4个，精盐、料酒、花生油、酱油、味精各适量。

做法 将马齿苋用温水泡10分钟，摘去根、老黄叶片，清水洗净，切成段，备用。把鸡蛋打散，加入马齿苋调匀，加精盐、料酒、酱油、味精调味。炒锅洗净，加花生油，烧热，将马齿苋和鸡蛋倒入锅内炒熟，趁热佐餐食用。

功效 清热解毒，止泻痢，除肠垢，益气补虚。适用于治疗久痢。

中药小故事

相传上古之时，天上有十个太阳，人间极度炎热。为救百姓脱离疾苦，后羿一口气射下来九个太阳。正当他准备射第十个，也就是最小的"太阳女儿"的时候，美丽的公主情急之中藏在了马齿苋的叶下。以后，太阳为了报答马齿苋的救命之恩，就答应它，只要它不离开土地，就可以生长不死。而且太阳始终不晒马齿苋，天旱无雨时，其他植物都蔫乎乎的，唯独马齿苋绿油如初，开花吐蕊，结子繁殖。

凡以疏理气机为主要作用、治疗气滞或气逆证的药物,称为理气药,又名行气药。理气药性味多辛苦温而芳香。其味辛能行,味苦能泄,性温能通行,芳香能走窜,故有疏理气机即行气、降气、解郁、散结的作用。理气药主要用于治疗脾胃气滞所致的脘腹胀痛、嗳气吞酸、恶心呕吐、腹泻或便秘等症,肝气郁滞所致的胁肋胀痛、抑郁不乐、疝气疼痛、乳房胀痛、月经不调等症,以及肺气壅滞所致的胸闷胸痛、咳嗽气喘等症。

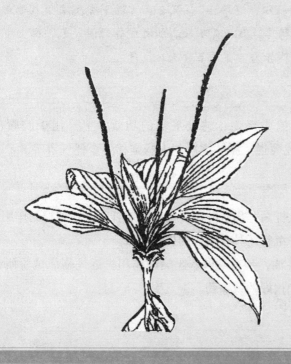

第十一章 理气调中药

沉香——降气止呃，温肾助阳

性味：性微温，味辛、苦。

归经：归脾经、胃经、肾经。

别名：蜜香、栈香、沉水香等。

用法用量：0.5～1克，研末冲服。

适用人群：气郁者。

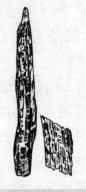

沉香的药用价值极高，是我国沿用历史悠久的珍贵中药。沉香具有降气除燥、暖肾养脾、顺气制逆、纳气助阳等功效。《大明本草》谓之"调中补五脏，益精壮阳，暖腰膝"。沉香在常温下香气淡雅，而点燃之后则浓郁甘甜，温和醇厚，且历久不散。加之成香时间漫长，稀少难得，故自古为世人推重，称其为"集千百年天地灵气"。

传统功用

沉香有行气止痛、温中降逆、纳气平喘的功效，主要用于脘腹冷痛、气逆员息、胃寒呕吐或呃逆、腰膝虚冷、大肠虚秘、小便气淋等。

中药新解

抗菌：沉香煎剂对结核杆菌、伤寒杆菌和福氏痢疾杆菌有强烈抑制作用。

抗癌：最新研究发现，沉香还具有明显的抗癌功效。

镇痛：沉香含有挥发性油，具有麻醉、止痛的作用。近代临床试验研究表明，沉香是胃癌特效药和很好的镇痛药。

用好本草 疾病不扰

家用本草养生智慧

应用指南

治产后尿潴留，取琥珀1.5～4克，沉香、肉桂各1～2克，3味共研为末。另以车前子20克，泽泻15克，以水煎，取药液调服上末。

治腰腿间寒湿作痛，取沉香、荜澄茄、片姜黄、白豆蔻仁、天台乌药、人参各25克，甘草21克，藿香、南木香、丁香、檀香各12克，陈橘红、青皮、砂仁各9克。将上述药材共研为细末。每次服3～6克，入盐点服。

治头风病，取丁香、甘草各150克，白术、白茯苓各50克，沉香、缩砂仁、川芎、人参、半夏各25克，陈皮、干姜各10克。上药共研为粗末。每次服10克，以水400毫升，加生姜7片，同煎至300毫升，去滓温服，不拘时候。

注意事项

① 阴亏火旺、气虚下陷者慎服。

② 沉香宜研末冲服，不作煎剂。

选 购要点

沉香以质坚沉重、香浓油足、色紫黑者为佳。

存 储方法

沉香炮制后贮干燥容器内，置阴凉干燥处保存，防止走油、干枯。

家庭药膳

沉香粥

原料 沉香2克，大米100克，白糖适量。

做法 将沉香择净，研为细末。大米淘净，放入锅内，加清水适量煮粥，待煮至粥熟时，调入白糖、沉香粉，再煮一二沸即成，每日1剂，连续3～5天。

功效 行气止痛，降逆调中，温肾纳气。适用于寒凝气滞、胸腹胀闷作痛、胃寒呕吐、呃逆、痰饮咳喘及肾不纳气的虚喘连连。

熟地枸杞沉香酒

原料 熟地黄、枸杞子各60克，沉香6克，白酒1000毫升。

做法 将熟地黄、枸杞子、沉香捣碎，置容器中，加入白酒，密封，浸泡10天后，过滤去渣即成。每次服10毫升，口服3次。

功效 补肝肾，益精血。主治肝肾精血不足所致的脱发、白发、健忘、甚至斑秃。

中药小故事

清代皇帝讲究养生和服用补药，所以就有不少人把向皇帝敬献秘方、验方作为升官的途径。末代皇帝溥仪一生未有子女，他的病历中记载："患者于三十年前任皇帝时，就有阳痿，一直在求治，疗效欠佳……曾三次结婚，其妻子均未生育。"后来，京城有数位著名老中医也为其诊断，四代祖传世医张荣增为溥仪献出了两剂妙方，其中一剂妙方，使用到了中药沉香。据说，此药服后，溥仪的症状有了明显的好转。

乌药——行气止痛，温肾散寒

性味：性温，味辛。

归经：归肺经、脾经、肾经、膀胱经。

别名：天台乌、台乌、矮樟等。

用法用量：3～9克，煎服。

适用人群：气郁者。

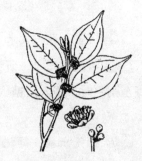

乌 药具有顺气、开郁、散寒、止痛的功效，上理脾胃元气，下通少阴肾经。乌药始载于唐代陈藏器《本草拾遗》："乌药树生似茶，高丈余，一叶三丫，叶青阴白，根状似芍药及乌樟根，色黑褐，作车毂纹，横生，八月采根，直者不用。"《本草求真》称："乌药逆邪横胸，无处不达，故用以为胸腹逆邪要药耳。"

传 统功用

乌药有行气止痛、温肾散寒的功效，主治胸胁满闷、脘腹胀痛、头痛、寒疝疼痛、痛经及产后腹痛、尿频、遗尿等。

中药新解

加速血液循环：乌药对心肌有兴奋作用，其挥发油内服有兴奋心肌、加速回流循环、升压及发汗作用，也有兴奋大脑皮质、促进呼吸的作用。局部涂用可使血管扩张、血液循环加快、缓解复合肌肉痉挛性疼痛。

抗菌、抗病毒：乌药20%的药液对呼吸道合胞病毒、柯萨基病毒有明显的抑制作用，对金黄色葡萄球菌、甲型溶血链球菌、伤寒杆菌、变形杆菌、绿脓杆菌、大肠杆菌也有不同程度的抑制作用。

应用指南

治内伤胁痛，可用乌药、青皮、香附、枳壳、桃仁各15克，红花10克。以水煎服，每日1剂。

治寒凝头痛，可用乌药、半夏各15克，吴茱萸、藁本、白芷各10克，细辛6克。以水煎服，每日1剂。

治胃气痛，可用乌药、白芍、香橼各15克，木香、柴胡、檀香各10克。以水煎服，每日1剂。

注意事项

❶ 气虚、内热者禁服。

❷ 孕妇及体虚者慎服。

选 购要点

乌药以个大、肥壮、质嫩、折断面香气浓郁者为佳，质老、不呈纺锤

第十一章 理气调中药

形的直根不供药用。

存 储方法
将乌药置于阴凉干燥处保存，注意防蛀。

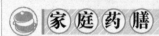 **家庭药膳**

乌药粥

㊙️原料 乌药 10 克，大米 100 克，白糖适量。

㊙️做法 将乌药择净，放入锅内，加清水适量，浸泡 5 ～ 10 分钟后，水煎取汁，加大米煮粥，待煮至粥熟后，加白糖调味服食，每日 1 剂，连服 3 ～ 5 天。

㊙️功效 行气止痛，温肾散寒。适用于寒郁气滞所致的胸闷胁痛、脘腹胀痛、寒疝腹痛、小便频数、遗尿等。

乌药羊肉汤

㊙️原料 羊肉（瘦）100 克，乌药 10 克，高良姜 10 克，白芍药 25 克，香附 8 克，姜、葱、黄酒、花椒、白糖、精盐各适量。

㊙️做法 将乌药、高良姜、白芍、香附、花椒研末，装入纱布袋中，放入砂锅内。羊肉洗净，切小块，入砂锅，加水适量，先以大火煮沸，再改文火慢炖至羊肉烂熟，加入姜（切大片）、葱（切段）、黄酒、白糖，煮一二沸，取出沙布袋，加入精盐即可，每日 1 剂。

㊙️功效 温脾散寒，益气补虚。

中药小故事

相传，浙江某县有刘、阮两青年，为医治村上流行的心痛病，远离家乡去天台山桃源洞采药。他们遇见两位司药的仙女，赠予他们一种叫乌药的仙药。虽然彼此一见钟情，但为了救治村中父老，刘、阮忍痛告别了二位仙女，返回家乡。想不到，他们入山才半年，人间已过七世。二人将乌药分赠众乡亲后又返天台，可桃源洞中的仙女不见了，洞边多了两座山峰，人们称为"双女峰"。由此，天台山的乌药声名远播。

薤白——健胃消食，下气导滞

性味：性温，味辛、苦。

归经：归肺经、胃经、大肠经。

别名：野薤、野葱、薤白头等。

用法用量：5～9克，煎服。

适用人群：气郁者。

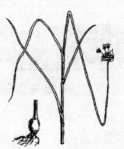
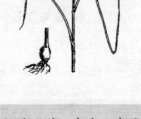

薤白是百合科植物小根蒜或薤的鳞茎，民间俗称野蒜，自古以来就被作为药食兼用之品。它始载于《名医别录》，被列为中品。因为它具有通阳散结，理气宽胸之功效，所以在临床常作为治疗胸痹的要药使用。古人云："物莫美于芝，故薤为菜芝。"元代农学家王桢曾说："薤，生则气辛，熟则甘美，食之有益，故学道人资之，老人宜之。"

传统功用

薤白能通阳散结、健胃消食、下气导滞，临床常用于胸痹、胸闷疼痛、饮食不消、脘腹胀满疼痛、腹泻或痢疾、泻而不畅等。

中药新解

开胃、助消化：薤白有开胃和助消化的作用，对食欲不振、消化不良有很好的疗效。

消炎、抗癌：薤白中含有大量的B族维生素、胡萝卜素、磷、铁、钙、粗纤维，还含有蒜氨酸、甲级蒜氨酸大蒜糖等成分，具有消炎、抗癌的功效。

降低血压：薤白含有大蒜配糖体，该物质具有降低血压的奇妙作用，高血压胸闷患者常食薤白有通阳气、宽胸的效果。

应用指南

治赤白痢疾，可用薤头60克，糯米60克，煮稀饭食。

治小儿疳痢（包括慢性肠炎），可将鲜薤头洗净，捣烂如泥，用米粉和蜜糖适量拌和做饼，烤熟食之。

治胸痹心痛，可用薤白、瓜蒌仁各10克，半夏5克。水煎去渣，以黄酒冲服，每日2次。

注意事项

❶ 气虚者慎服。

❷ 溃疡病者不宜长用。

选购要点

薤白以个大、质坚、饱满、黄白色、半透明、不带花茎者为佳。

存储方法

将薤白置于常温、干燥、避光处保存。

家庭药膳

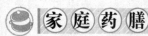

薤白炖猪肚

原料 猪肚1具，薤白150克，薏苡仁50克，精盐、胡椒粉各适量。

做法 猪肚洗净，薤白、薏苡仁洗净，混合，装入猪肚中，用绳扎住。加水和适量的精盐、胡椒粉，炖至猪肚烂熟，分3～4次服食。

功效 猪肚能益脾胃、补虚赢，薏苡仁益脾，胡椒开胃进食，与薤白共用，能补益脾胃，增进饮食，适用于脾胃虚弱、少食赢瘦、饮食不消。

薤白粥

原料 薤白10克（鲜者加倍），大米或白面粉100克，葱白2段，生姜3片。

做法 将二白、生姜择净，切碎，与白面粉用冷水和匀后，放入沸水锅中，煮成粥糊，或与大米煮粥服食，每日1剂。

功效 宽胸止痛，行气活血。适用于胸胁刺痛，胸痹心痛，冠心病心绞痛

及急慢性痢疾、肠炎等。

中药小故事

相传，有个叫薤白的人在京城做官，患有严重的胸痹。在太医的建议下，他来到了一个寺院中静养。在那里，薤白每天都会吃一种叫山小蒜的野菜，八九个月后，他便恢复了健康，神采奕奕地回京了。此时，皇上也患了胸痹，薤白见状，急忙推荐他在寺中食用的山小蒜。征得皇上的允许后，太医用山小蒜下药，不消几日，皇上的胸痹症状也减轻了。他龙颜大悦，降旨将小蒜以"薤白"为名，载入药书，以供医用。

第十一章　理气调中药

佛手——和胃止痛，舒肝理气

性味：性温，味辛、苦、酸。

归经：归肝经、脾经、肺经。

别名：佛手柑、手柑、五指柑等。

用法用量：3～10克，煎服或泡茶饮用。

适用人群：气郁者。

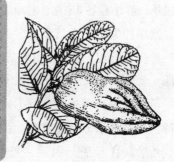

佛手主产于闽、粤、川、江、浙等省，其中以浙江金华佛手最为著名，雅称"金佛手"，集药用观赏于一体，被称为"果中之仙品，世上之奇卉"。《本草纲目》言"佛手柑，气味辛，温无毒；主治下气，除心头痰水；煮酒饮，治痰多咳嗽；煮汤，治心下气痛"。《滇南本草》言其"补肝暖胃，止呕吐，消胃寒痰，治胃气疼痛。止面寒疼，和中行气"。

传统功用

佛手有和胃止痛、舒肝理气的功效，主要用于胸肋胀痛、肝胃气滞、食少呕吐、胃脘痞满等症的治疗。

中药新解

平喘、祛痰：佛手可预防气管的收缩，能起到平喘的效果，而且佛手所含的挥发油具有祛痰的功效，适于哮喘患者服用。

对抗免疫力低下：佛手中的佛手多糖对人体免疫功能有明显的促进作用，可促进腹腔巨噬细胞的吞噬功能，明显对抗环磷酰胺所致的免疫功能低下。

止痒：在患荨麻疹、风疹时服用佛手，可以起到止痒的作用。

增加冠脉血流量：有扩张冠状血管、增加冠脉血流量的作用，可以抑制心肌收缩力、抗心肌缺血、减缓心率、降低血压等。

调理肠胃功能：佛手气味辛，温无毒，能有助肠胃的消化，调理肠胃的不适。

应用指南

治胆结石并发胆道出血，佛手、连翘、茵陈、猪苓、茯苓、厚朴各10克，金钱草、红小豆各15克，甘草、大黄末各5克。水煎服，每日1剂。

治精神失常、头目晕胀、易怒、情绪波动无常，佛手、半夏、竹茹、黄芩、青皮、陈皮、枳实各15克，石菖蒲30克，柴胡20克。以水煎服，每日1剂。

治慢性胃炎所致的胀气、疼痛等症，取佛手20克，先加水，煎汤后去渣取汁，再与粳米100克煮粥，粥成时加红糖适量。每日分2次食用。

治肋间神经痛，佛手、丹参、柴胡、白芍、香附、延胡索各20克，当归、五灵脂、乳香、川芎、没药各10克，甘草5克，三七2克。水煎服，每日1剂。

注意事项

阴虚有火、无气滞症状者慎服。

选购要点

佛手以皮黄肉白、香气浓郁者为佳。

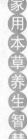
用好本草 疾病不扰
家用本草养生智慧

存 **储方法**

新鲜采摘的佛手应晾 3～5 天，蒸发大部分的水分，然后纵切成 5～10 毫米厚的薄片，放在太阳下晒干，密封储存，可以防止香气散失。

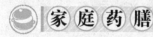 **家庭药膳**

瓜络佛手猪肝汤

原料 猪肝 150 克，丝瓜络 20 克，合欢花、山楂各 10 克，佛手、菊花、橘皮各 6 克，精盐、味精、料酒各适量。

做法 将猪肝适量洗净切片，余药加沸水浸泡 1 小时后去渣取汁，纳入肝片，精盐、味精、料酒少许，隔水蒸熟，将猪肝取出，加芝麻油少许调味服食，每日 1 剂。

功效 疏肝通络，解郁理气。适用于女子痛经。

佛手露

原料 佛手 120 克，五加皮 30 克，木瓜、青皮各 12 克，栀子、陈皮各 15 克，良姜、砂仁、肉桂各 9 克，木香、公丁香各 6 克，当归 18 克，白酒 10000 毫升，冰糖 2500 克。

做法 上药一起研为粗末，装入绢布袋内扎口，浸入酒中，以文火煮之，去药袋，放入冰糖溶化。每次服 50 毫升，每日 3 次。

功效 行气止痛，和胃化痰。适用于肝气郁结、脾胃气滞、痞闷不舒、胸胁胀痛、消化不良、脘腹冷痛等。

中药小故事

　　有一位母亲久病体衰，常觉胀闷不适。儿子为了给母亲治病，四处求医无效。一天，他梦见一位美丽的仙女，赐给他一只果子，母亲一闻，病就好了。儿子醒来后，决心要找到梦中的仙女和仙果。他不分昼夜，翻山越岭，终于实现了愿望，得到了仙女赠予的仙果。他治好了母亲的病，并辛勤培植仙果苗，将这味神药分享给乡亲。大家认为，这位仙女就是观世音，仙果很像观音的玉手，因此称之为"佛手柑"。

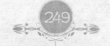

香附——理气解郁，止痛调经

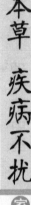

性味： 性平，味辛、微苦、微甘。

归经： 归肝经、脾经、三焦经。

别名： 香附子、雷公头、香附米等。

用法用量： 6～9克，煎服。

适用人群： 气郁者。

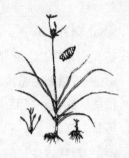

香附是一味疏理肝气郁滞的良药，历代医家都擅用香附来疏肝解郁、行气止痛，用以治疗因精神不快或情志抑郁产生的肝胃不和、消化不良、胸膈痞满、呕吐吞酸、腹痛胁胀、月经不调等症。如中成药越鞠丸，就是以香附为主，配以苍术、川芎、栀子、神曲等，用以舒肝解郁。古人评价香附为"气病之总司，女科之总帅"。

传统功用

香附有理气解郁、止痛调经的功效，主治肝胃不和、气郁不舒、胸膛胁肋胀痛、痰饮痞满、月经不调、崩漏带下等。

中药新解

抗真菌： 香附提取物对某些真菌有抑制作用。

治疗消化不良： 香附具有理气解郁的功效，可以治疗肝郁气滞，胸胁和脘腹胀痛以及消化不良。

抑制子宫收缩： 香附能抑制子宫平滑肌的收缩，对处于收缩期状态的子宫作用更明显。

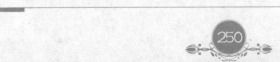

镇痛：香附能提高机体对疼痛的耐受性，具有较强的镇痛作用，常用于治疗女性月经不调、经闭痛经、寒疝腹痛、乳房胀痛等。

应用指南

治偏头痛，取香附（炒）120克、川芎60克，共研末，每日服3次，每次3～5克。

治心腹刺痛，取乌药（去心）500克、甘草（炒）50克、香附（去皮毛，焙干）1000克，研为细末。每次服用10克。

治月经不调、痛经，用香附、益母草各12克，丹参15克，白芍9克，水煎，每日1剂。

注意事项

❶ 气虚无滞者慎服。

❷ 阴虚、血热者禁服。

❸ 勿使香附接触铁器。

选 购要点
香附以个大、质坚实、色棕褐、香气浓者为佳。

存 储方法
香附炮制后贮干燥容器内，置阴凉干燥处保存，注意防蛀。

家庭药膳

香附粥

原料 炒香附10克，大米100克，白糖适量。

做法 将香附择净，放入锅内，加清水适量，浸泡5～10分钟后，水煎取汁，加大米煮粥，待煮至粥熟后，白糖调味服食，每日1剂，连续3～5天。

功效 疏肝理气，调经止痛。适用于肝郁气滞所致的胁肋作痛、脘腹胀满、纳差食少、月经不调、痛经、乳房胀痛等。

香附豆腐汤

原料 制香附子9克，豆腐200克，姜5克，葱5克，精盐5克，素油30克。

做法 把香附子洗净，去杂质；豆腐洗净，切成5厘米见方的块；姜切片，葱切段。把炒锅置武火上烧热，加入素油烧至六成熟时，下入葱、姜爆香，注入清水600毫升，加香附，烧沸，下入豆腐、盐，煮5分钟即成。每日1次，每次吃豆腐100克，喝汤200毫升。

功效 行气健脾，清热解毒。适用于急性病毒性肝炎表现以肝郁气滞为主的患者。

香附鸡肝

原料 鸡肝100克，鸡肉200克，香附10克，洋葱2个，萝卜1个，芹菜、粉条、油豆腐、白酒、砂糖、酱油、鸡汤各适量。

做法 先将香附切细，用水2杯，文火煎约1小时，煎成半量时，用布滤过，留汁备用。鸡肝、洋葱切块，萝卜切片，芹菜切成3～4厘米长的段，粉条在热水里浸软斩短，油豆腐切开。锅内先用鸡肉垫底，将鸡肝放在鸡肉上面，调料铺放最上层，加白酒3茶匙，并放入香附汁、砂糖、酱油、加鸡汤适量。先用大火煮开，继用小火煮烂即可。

功效 温经行气，补精添髓，补虚益智。

中药小故事

香附又名索索草。相传，有位善良的姑娘叫索索，她的身上有一股香气，凡是胸闷腹痛者闻到，病一下就好了，于是她常利用体香为人治病。就这样，索索治病的事传遍了全村，而且还传变了味道："索索每到一家，就脱去衣服，让大人小孩围过来闻……"这话传到了索索丈夫的耳中，他一气之下把索索害死了。不久，索索的坟上长出了几缕窄叶的小草，当地人发现这种草可以理气止痛，便称它为"索索草"。

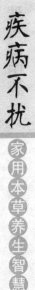

用好本草 疾病不扰

家用本草养生智慧

小茴香——散寒止痛，理气和胃

> 性味：性温，味辛。
>
> 归经：归肝经、肾经、脾经、胃经。
>
> 别名：怀香、谷茴香、谷茴等。
>
> 用法用量：3～15克，煎服。
>
> 适用人群：气滞者。

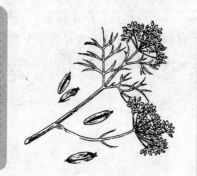

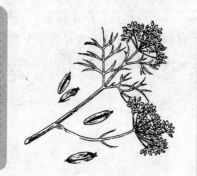

小茴香是常用的调料，是烧鱼炖肉、制作卤制食品时的常用之品。因它能除肉中臭气，使之重新添香，故名"茴香"。大茴香即大料，小茴香的种实是调味品，而它的茎叶部分也具有香气，常被用来作包子、饺子等食品的馅料。中医认为，小茴香能散寒止痛，理气和胃，故常用于治疗寒疝腹痛、痛经、少腹冷痛、食少吐泻等。

传统功用

小茴香有散寒止痛、理气和胃的功效，主要用于寒疝腹痛、睾丸偏坠、痛经、少腹冷痛、脘腹胀痛、食少吐泻、睾丸鞘膜积液等症。

中药新解

抗溃疡：小茴香不但可止酸、止痛，缓解寒邪引起的痉挛、疼痛，还有助于溃疡的愈合。

杀菌：现代药理学研究证明，小茴香对真菌孢子、金黄色葡萄球菌等细菌均有不同程度的抑杀作用。

调整胃肠功能：小茴香中含有挥发性油，主要为茴香烯、小茴香酮、甲基胡椒酚、茴香醛等成分，能刺激胃肠神经血管，促进消化液分泌，增加胃

第十一章　理气调中药

肠蠕动，排除积存的气体，减轻疼痛，有健胃行气的功效。

应用指南

治胃寒痛，取小茴香、干姜、木香各9克，甘草6克，以水煎服。

治疝痛，取小茴香、巴戟天各9克，橘核6克，以水煎服，每日饮用，连服数日。

治溃疡病，取小茴香、香附、白芷各10克，乌贼骨、炒田七粉各15克，延胡索12克，大黄6克。上药共研为细末，装入1号药用胶囊内，每日3次，每次3粒，空腹服用。

注意事项

① 孕妇忌服。

② 有实热、虚火者不宜服用。

③ 小茴香每次食用量不可过多。

选存

购要点
小茴香以粒大饱满、黄绿色、气味浓者为佳。

储方法
将小茴香置阴凉干燥处保存。

家庭药膳

酥炸腊味茴香叶

原料 小茴香嫩茎叶100克，瘦腊肉100克，鸡蛋2只，面粉50克，干细豆粉50克，精盐、花椒盐各适量。

做法 将瘦腊肉切细丝，放入清水中漂洗，小茴香嫩茎叶洗净，切小段；鸡蛋磕入碗中，加入面粉、干细豆粉、精盐以及少许清水调成糊。将小茴香嫩茎叶和漂去咸味的腊肉放入蛋糊中抓匀，下油锅炸成一个个小条块状，至酥脆时捞出装盘，配花椒盐即可。

功效 本品椒香酥脆，香味浓郁，有健胃、增进食欲、驱风散寒、和胃理气之效。

用好本草 疾病不扰

家用本草养生智慧

茴香粥

原料 小茴香10克，大米50克，精盐适量。

做法 将小茴香择净，水煎取汁，加大米煮粥，待熟时调入食盐等，再煮一二沸即成；或将小茴香3～5克研为细末，调入粥中服食。每日1剂，连续3～5天。

功效 行气止痛，健脾开胃。适用于脾胃虚寒所致的脘腹冷痛、食欲不振、纳差食少、胃肠下垂、乳汁缺乏等。

中药小故事

清朝末年，俄国富商米哈伊洛夫乘船游览杭州西湖，正当他尽情欣赏秀丽风光之时，突然疝气发作，痛得他捧腹大叫。这时，随行的俄国医生束手无策，幸好船夫向他推荐了一位老中医。老中医用中药小茴香一两，研成粗末，让米哈伊洛夫用二两浙江绍兴黄酒送服，大约过了20分钟，他的疝痛奇迹般地减轻，并很快消失。得知自己的疼痛是被小茴香治好，米哈伊洛夫大呼神奇，此事一时也被传为佳话。

荔枝核——行气散结，祛寒止痛

性味：性温，味甘、微苦。

归经：归肝经、肾经。

别名：荔仁、枝核、大荔核等。

用法用量：4.5～9克，煎服。

适用人群：气郁、阳虚者。

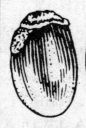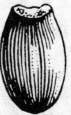

荔枝核是治疝气痛的良药，《本草备要》说它还能"入肝肾，散滞气，辟寒邪，治胃脘痛、妇人血气痛"，可用于气滞血瘀、寒邪阻遏的痛经、少腹痛、胃脘痛等。荔枝壳可用于女子血崩、小儿痘疮。《本草用法研究》记载："荔枝壳治血崩，烧存性，研末，酒调服。小儿痘疮无浆，此物功能理血透发，凡一切疹发不透或出模糊一片，非此不能解表成浆。"

用好本草 疾病不扰

家用本草养生智慧

传 统功用

荔枝核有行气散结、祛寒止痛的功效，主要用于寒疝腹痛、睾丸肿痛等症的治疗。

中药新解

降低血糖：荔枝核中所含的皂苷成分具有降血糖的作用。应用单味荔枝核辅助治疗非胰岛素依赖型糖尿病有较满意的疗效，能较好地辅助降低血糖，且在治疗中未见不良反应。

调血脂：动物实验证明，荔枝核中含有营养成分，能预防大鼠总胆固醇和低密度脂蛋白胆固醇含量的升高，防止高密度脂蛋白胆固醇水平的下降。

抑制乙肝病毒：荔枝核皂苷混合物是乙肝病毒的高效抑制剂。

应用指南

治心痛及小肠气，取荔枝核 1 枚，煅存性，以酒调服。

治肋间神经痛，将荔枝核烧炭存性，捣碎，取 6 克，加广木香 6 克，以水煎服。

治癣，取荔枝核适量，研末，调醋搽患处。

治疝气疼痛，取荔枝核 15 克，焙干研末，空腹时用开水送服。也可取炒荔枝核、大茴香各 60 克，研末，每日早晨用黄酒送服 10 克。

治血气刺痛，取荔枝核 25 克，烧炭存性，取香附子 50 克，将二味研为末。每次服 6 克，以酒送下。

治心腹胃脘久痛，可用荔枝核 3 克，木香 4 克，将二味共同研末。每次服用 3 克，以清汤调服。

注意事项

无寒湿滞气者忌服。

选 购要点
荔枝核以干燥、粒大、饱满者为佳。

存 储方法
将荔枝核置于干燥处保存，注意防蛀。

家庭药膳

荔枝核蜜饮

原料 荔枝核30克，蜂蜜20克。

做法 将荔枝核敲碎后放入砂锅，加水浸泡片刻，煎煮30分钟，去渣取汁，趁温热调入蜂蜜，拌和均匀即可，早晚2次分服。

功效 理气，利湿，止痛。主治各类慢性盆腔炎、下腹及小腹两侧疼痛不舒、心情抑郁、带下量多。

荔枝核海带汤

原料 荔枝核、茴香、青皮各15克，海带50克。

做法 将所有材料加适量水煮成汤即可，每日饮用1次。

功效 可以有效改善肝硬化症状。

中药小故事

相传，白居易因受凉得了疝气病，行动不便。他的妻子春兰到郎中家取回一包药，回到家打开一看，竟然是几粒荔枝核。为了慎重起见，春兰又到郎中家询问，郎中说他给的药就是荔枝核。春兰将信将疑地用荔枝核熬水，让白居易服用。几天后，白居易的疝气病就好了。后来，白居易到京城居住，将这件事告诉给一个御医。御医在编修"本草"时，收集上了荔枝核，就这样，荔枝核成为一味中药流传下来。

娑罗子——理气宽中，和胃止痛

性味：性温，味甘。

归经：归肝经、胃经。

别名：苏罗子、棱罗子、开心果等。

用法用量：3～9克，煎服。

适用人群：气郁、胃痛者。

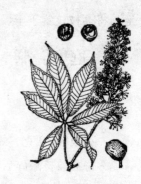

娑罗子始载于《本草纲目》，药名为"天师栗。"娑罗子为七叶树科植物的干燥成熟种子。李时珍说其："惟西蜀青城山中有之，他处无有也。云张大师道于此所遗，故名。似栗而味美，惟独房若橡为异耳。今武当山所卖娑罗子，恐即此物也。"《本草纲目拾遗》上也有关于它的记载："一名娑罗子，治胃痛最验。"

传统功用

娑罗子有理气宽中、和胃止痛的功效，临床常用于胸腹胀闷、胃脘疼痛等症的治疗。

中药新解

抗炎、消肿：娑罗子中的七叶皂苷有抗炎和消肿的功效，如用于泌尿科手术后的膀胱黏膜肿胀有一定的效果。

治疗心绞痛：娑罗子制成冲剂和片剂，用于治疗冠心病，对胸闷、胸痛的效果较好，对心绞痛有缓解作用。

促进促皮质素分泌：娑罗子中的七叶皂苷能引起促皮质素的分泌，进而引起皮质甾酮合成及从肾上腺分泌皮质甾酮的增多。

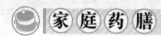

应用指南

治胃痛，娑罗子1枚，去壳，捣碎煎服，每日3次。

治胃癌，取黄芪30克，半夏15克，娑罗子、人参、白术、云苓、荜拨、陈皮各10克，良姜、甘草、肉豆蔻各6克。水煎服，每日1剂，连服7天为一疗程。

治九种心痛，将娑罗子烧灰，以酒冲服。

注意事项

气虚及阴虚者忌用。

选 **购要点**
娑罗子以均匀，饱满，断面黄白色者为佳。

存 **储方法**
将娑罗子置于干燥处保存。注意防霉防蛀。

家庭药膳

娑罗子活血汤

原料 生牡蛎30克，紫丹参20克，太子参、当归各15克，炒赤勺、茯苓各12克，娑罗子、川郁金、延胡索、寸麦冬、柏子仁各10克，五味子、炙甘草各6克。

做法 将上述药材洗净，以水煎服，每日1剂。

功效 益气养阴，活血通脉。主治心悸胸闷、气短口干，脉细或结代之气阴两虚、心血瘀滞之证。

娑罗子汤

原料 娑罗子50克，广木香、香附各15克。

做法 上药共研细末。每次5克，每日3次，以开水送下。

功效 疏肝理气，和胃止痛。适用于气滞胃脘痛者。

　　民间传说中，人们称月宫里的桂花树为娑罗树。现实中人们所说的这种"娑罗树"，实际上是七叶树科中的一种秀丽的七叶乔木，与原产于印度的娑罗树大不相同。七叶树是我国的庭院树，其种子形似椒，脱涩后可食，味如罗柚，有宽中和胃之真功卓效。人们用之入药，称之为"娑罗子"。

用好本草 疾病不扰

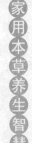

家用本草养生智慧

凡具有发散表邪、解除表证为主要功效的药物都叫解表药,具有祛除湿邪作用的药物被称为祛湿药。在闷热的天气里,人的脾胃功能相对较弱,气血津液运行失调,会导致水湿在体内聚积。当身体内的湿与热不断积聚纠缠时,人的健康就会遭受侵扰,出现肢体浮肿、泄痢淋浊、身重疼痛等症状。此时,选择一些具有利水渗湿、解表退热、健脾行气等功效的中药,能增强脾胃功能,排除体内的湿热,让机体保持在健康的状态。

第十二章

解表祛湿药

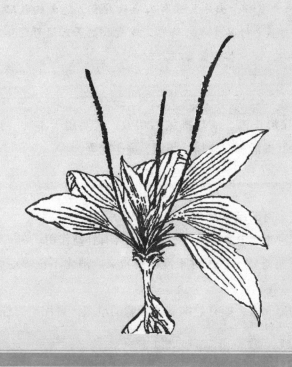

薏米——健脾渗湿，除痹止泻

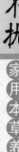

用好本草 疾病不扰

家用本草养生智慧

性味：性凉，味甘。

归经：归脾经、胃经、肺经。

别名：薏苡、苡米、薏仁米等。

用法用量：9～30克，煎服。

适用人群：痰湿者。

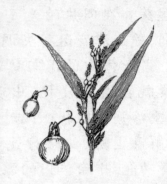

薏米是我国传统的食品资源之一。薏米的营养价值很高，尤对老弱病者更为适宜，被誉为"世界禾本科植物之王"。在欧洲，它被称为"生命健康之友"。薏米大多种于山地，武夷山地区就有着悠久的栽培历史。古代人把薏米看作自然之珍品，用来祭祀，现代人把薏米视为营养丰富的食疗佳品，可做成粥、饭、各种面食供人们食用。

传统功用

薏米有健脾渗湿、除痹止泻、清热排脓的功效，主要用于水肿、脚气、小便不利、湿痹拘挛、脾虚泄泻、肺痈、肠痈、扁平疣等。

中药新解

治疗脚气：薏米中含有丰富的维生素E，可以有效治疗脚气。

补益身体：薏米含有多种维生素和矿物质，对于人体有补益作用。

治疗慢性肠炎、消化不良等症：薏米对于慢性肠胃炎、消化不良等症状有疗效。

防癌：薏米含有丰富的硒元素，能有效抑制癌细胞的增殖，可用于胃癌、子宫颈癌的辅助治疗。

262

美容：食用薏米可使人保持皮肤光泽、细腻，消除粉刺、色斑，改善肤色。

应用指南

治肺痈咳唾，取薏苡仁 100 克，用纯米醋煮至浓汁，待温顿服。

治扁平疣、痤疮、湿证等，可用薏苡仁 50 克，百合 10 克，加水适量共煮，开锅后改微火煮 1 小时即成。可加糖或蜂蜜调食，连服 1～3 个月。

治肺痿咳脓血，可用薏苡仁 300 克，研碎，加水 3000 毫升，煎至 1000 毫升，入酒少许，服之。

防癌、抗癌，取薏苡仁 50 克，野菱肉 150 克。共煮浓汁，每日 2 次，连汁分服，连服 12 个月。

注意事项

① 妇女怀孕早期忌食薏米。

② 汗少、便秘者不宜食用薏米。

③ 薏米不可生食。

选 购要点

薏米以颗粒饱满、质硬有光泽、多粉性、呈白色或黄白色、味甘淡或微甜者为上品。

存 储方法

储藏前要筛选薏米中的粉粒、碎屑，以防生虫和发霉，少量薏米可密封于缸中和坛中。

家庭药膳

陈皮莲子薏米水鸭汤

原料 陈皮 6 克，莲子肉 30 克，炒薏米 30 克，怀山药 12 克，生姜 10 克，水鸭肉 250 克，精盐、味精各适量。

做法 先将水鸭肉用清水洗净血污、斩件，薏米用铁锅炒至微黄，莲子去心洗净，怀山药用水稍浸，陈皮和生姜用水洗净。将全部用料一起放进汤煲内，加入清水，先用武火煮沸，再用文火煲 2 小时，加入精盐、味精调味即可。

功效 补脾健胃，去湿止泻。对于湿气重而又大便稀烂者尤宜。

薏米粥

原料 薏米、大米各50克，白糖适量。

做法 将薏米、大米淘净，同放锅中，加清水适量煮粥，待熟时调入白砂糖，再煮一二沸即成，每日1剂。

功效 利水渗湿，祛湿除痹，清热排脓。适用于脾虚泄泻、小便不利、肢体肿满、风湿痹痛、筋脉拘急、肺痈、肠痈等。

中药小故事

关于薏米还有一件冤案：汉朝名将马援即伏波将军领兵到南疆打仗，军中士卒很多都患了病。当地民间有用薏苡治瘴的方法，马援下令为士卒使用，祛病效果非常显著。马援平定南疆凯旋归来时，带回几车薏苡的药种。谁知马援死后，朝中有人诬告他带回来的几车薏苡是搜刮来的大量明珠。这一事件，朝野都认为是一宗冤案，故称其为"薏苡之谤"，白居易也曾写有"薏苡谗忧马伏波"之诗句。

生姜——温中散寒，发汗解表

性味：性微温，味辛。

归经：归胃经、脾经、肺经。

别名：白姜、粉姜、川姜等。

用法用量：3～9克，煎服。

适用人群：痰湿、阳虚者。

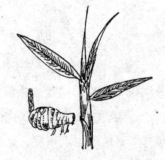

生姜，是人们熟悉和常用的佐食调味佳品。除供食用之外，还可用于药疗。明代大药物家李时珍尤赞赏姜的多种用途："姜辛而不荤，去邪辟恶，生啖熟食，醋酱糟盐，蜜煎调和，无不宜之。可蔬可和，可果可药，其利博矣。凡早行山行，宜含一块，不犯雾露清湿之气，及山岚不正之邪。"在我国民间，还有"夏天一日三片姜，不劳医生开药方"的说法。

传统功用

生姜有解表散寒、温中止呕、化痰止咳的功效，常用于风寒感冒、胃寒呕吐、寒痰咳嗽等症。

中药新解

抗氧化： 生姜中所含的姜辣素和二苯基庚烷类化合物的结构均具有很强的抗氧化和清除自由基的作用。

促进食欲： 生姜可刺激唾液、胃液和消化液的分泌，增加胃肠蠕动，增进食欲。

防暑、降温、提神： 生姜能起到兴奋、排汗、降温、提神的作用，对于有一般暑热表现，如头昏、心悸、胸闷、恶心等情况的病人，适当喝点姜汤是大有裨益的。

杀菌解毒： 科学研究发现，生姜能起到某些抗生素的作用，尤其是对沙门氏菌效果更好。另外，生姜提取液具有显著抑制皮肤真菌和杀灭阴道滴虫的功效，可治疗各种痈肿疮毒。

应用指南

治感冒，可用生姜100克，艾叶30克，紫苏30克，荆芥30克。加水煎取药汁，加陈醋少许和匀，温热时泡双脚，脚面微红为度。

治口腔溃疡，用热姜水代茶漱口，每日2～3次，一般6～9次溃疡面即可收敛。

治慢性咽炎，生姜100克取汁，与牛膝60克，吴茱萸30克共研末，调成糊状，再加入冰片少许和匀。每晚临睡前先用温水泡脚15～30分钟后，将药

糊摊于纱布上，敷贴于两侧足底涌泉穴上，次日清晨取下。

注意事项

① 孕妇忌食。

② 阴虚内热及实热证者禁服。

③ 生姜不可一次食入过多。

④ 不可食用已经腐烂的生姜。

⑤ 目疾、痈疮、痔疮、肝炎、糖尿病及干燥综合征患者不宜食用。

选购要点

生姜以块大、丰满、质嫩者为佳。生姜一旦被硫黄熏烤过其外表微黄，显得非常白嫩，看上去很好看，而且皮已经脱落掉，不要购买。

存储方法

生姜买回来后，用纸包好，放在阴凉通风处保存。此外，还可以将生姜放在潮而不湿的细砂土或黄土中保存。

家庭药膳

生姜粥

原料 鲜生姜5～10克，红枣2～5枚，粳米100～150克，精盐适量。

做法 鲜生姜切片，红枣、粳米洗净，同煮为粥，用适量精盐调味食用。

功效 暖脾养胃、祛风散寒，适用于病后或老年人脾胃虚寒、反胃食少、呕吐清水、腹痛泄泻、头痛鼻塞以及慢性支气管炎肺寒喘咳。

姜汁糖

原料 白糖250克，生姜汁1汤匙，食用油适量。

做法 白糖加水少许，煎熬至较浓时，加入生姜汁一汤匙调匀，再继续煎至用铲挑起即成丝状而不粘手时，将白糖倒在大盆中（盆中四周及底部涂抹食用油），待稍冷时，用刀分切成50块左右，每日空腹时食用数块。

功效 健脾和胃，温化寒痰，止嗽。适用于胃寒型老年慢性气管炎咳嗽、多白痰、食欲不振、以及呕恶等症状。

相传，神农在南山采药，误食了一种毒蘑菇，肚子疼得像刀割一样，吃什么药也没能止痛，就这样晕倒在一棵树下。等他慢慢醒来时，发现自己躺倒的地方有一丛香气浓浓的青草。神农闻了闻，顿时头不晕，胸也不闷了。神农顺手拔了一兜，拿出它的块根放在嘴里嚼，又香又辣又清凉。过了一会儿，肚子里咕噜咕噜地响，泄泻过后，身体全好了。因为神农姓姜，就称之为"生姜"，寓意它能使神农起死回生。

红豆——健脾祛湿，利水消肿

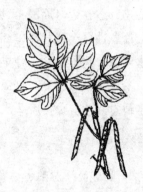

性味：性平，味苦。

归经：归肝经、脾经。

别名：孔雀豆、海红豆、赤小豆等。

用法用量：6～15克，煎服。

适用人群：痰湿者。

红豆具有很高的药用价值和良好的保健作用，药用可以清热解毒、健脾益胃、利尿消肿、通气除烦，治疗小便不利、脾虚水肿、脚气病等。李时珍称红豆为"心之谷"；《神农本草论》中认为红豆是食物药，属中品；《药论》载，红豆可"散气令人心孔开，止小便数"；《本草新编》中论述得更为精辟，认为红豆"专利下身之水而不能利上身之湿"。

第十二章　解表祛湿药

传 统功用

红豆有行血补血、健脾去湿、利水消肿的功效，临床常用于心胃气痛、疝气疼痛、血滞经闭、无名肿毒、疔疮等。

中药新解

利尿消肿：红豆有刺激肠道的功效，并且能清除体内毒素和多余的水分，促进血液和水分新陈代谢，有良好的利尿作用。

祛压降脂：红豆可以很好的降血压、降血脂、调节血糖，并且可以使毛细血管扩张，降低血液黏稠度，改善微循环。

解毒：红豆能清理身体内长期淤积的毒素，使身体健康有活力。

抑癌抗瘤：红豆可延缓和抑制癌细胞生长、扩散，长期食用可使癌细胞退化、萎缩。

应用指南

治热毒痈肿，将红豆适量研成粉末，用蜜糖或冷开水调敷患处。已溃烂的疮疡，敷在疮口周围，暴露疮口以便排脓，每日 2 次。

治急性肾小球肾炎，红豆 30 克，白茅根、玉米须各 20 克，益母草 10 克。以水煎服，每日 1 剂，分早晚 2 次服用，7 天为 1 个疗程。

治单纯性肥胖症，红豆 30 克，生薏苡仁 25 克，山楂肉 12 克，红枣 5 枚。加水适量煮粥。分早晚 2 次服用，10 天为 1 个疗程。

注意事项

❶ 阴虚而无湿热者忌食。

❷ 红豆能通利水道，故尿多之人忌食。

❸ 如若被蛇咬伤，百日之内不宜食用红豆。

❹ 红豆不宜与鲤鱼同煮。

选 购要点

选购红豆时以豆粒完整、颜色暗红、大小匀实、紧实薄皮的为佳；红豆颜色越深，则铁含量越高，药用价值越大。

存 储方法

红豆可用有盖的容器装好，放于阴凉、干燥、通风的地方保存。

用好本草 疾病不扰

家用本草养生智慧

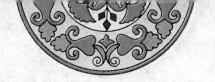

红豆薏苡仁糊

原料 薏苡仁 50 克，大米、红小豆各 20 克，冰糖 10 克。

做法 大米、薏苡仁、红小豆淘洗干净，分别用清水浸泡 5～6 小时。将大米、薏苡仁、红小豆倒入全自动豆浆机中，加水至上、下水位线之间，煮至豆浆机提示米糊做好，加入冰糖搅至化开即可。

功效 渗湿利水，健脾益气。适用于脾虚湿盛者，症见食少纳差、脘腹胀闷、尿少浮肿等。

红豆粥

原料 红豆 20 克，大米 100 克。

做法 红豆、大米洗净，放入锅中共同熬粥。

功效 益气补血，利水消肿。

红豆紫米汤

原料 红豆、紫米各 20 克，蜂蜜适量。

做法 将红豆、紫米洗净，浸过夜，将浸泡的水倒掉加入新水煮熟，再以小火煮至熟透即可，食用时可加入适量蜂蜜。

功效 清热，利尿，消肿。经常食用，对慢性肠炎、消化不良、浮肿等有缓解效果。

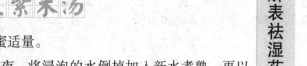

中药小故事

相传在汉代，闽越国有一位男子被强征戍边。男人的妻子非常思念他，终日盼望他能平安归来，但同去戍边的人都回来了，只有她的丈夫不知下落。她思念更切，终日立于村前道口树下，朝盼暮望，哭断柔肠，最终泣血而死。后来，在她坟前长出了一棵树，树上结有荚果，其子半红半黑，晶莹鲜艳，人们都认为这种果实是由这位妻子的血泪凝结而成的，便称之为"红豆"，又叫"相思子"。

第十二章 解表祛湿药

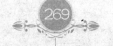

藿香——化湿和胃，祛暑解表

性味：性温，味辛。

归经：归胃经、肺经、脾经。

别名：土藿香、猫把、青茎薄荷等。

用法用量：6～10克，煎汤。

适用人群：痰湿者。

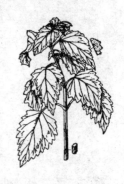

藿香这个名字大家都熟悉，如著名的藿香正气丸就是用藿香来取名的。藿香含有很多挥发成分，中医一般是把鲜藿香晒干入药的，但过去也有鲜藿香这味药，因为鲜藿香祛暑力量较强，夏天常会用到。关于藿香的作用，《本草正义》说："藿香，清分微温，善理中州湿浊痰涎，为醒脾快胃、振动清阳妙品……芳香能助中州清气，胜湿辟秽，故为暑湿时令要药。"

传统功用

藿香有祛暑解表、化湿和胃的功效，主治夏令感冒、寒热头痛、胸脘痞闷、呕吐泄泻、妊娠呕吐、鼻渊、手足癣等。

中药新解

抗菌：藿香中含有广藿香酮，该物质具有良好的抗真菌活性。虽抗菌范围不广，但能抑制金黄色葡萄球菌、白色葡萄球菌及枯草杆菌的生长。

治疗食欲不振：藿香中含有挥发性油，该物质对胃肠道有解痉的作用，并能促进胃液分泌，增强消化能力，所以对食欲不振、消化不良引起的恶心、呕吐有一定的疗效。

抗病毒：藿香含有黄酮类物质，该物质有抗病毒作用，可以抑制消化道及上呼吸道病原体——鼻病毒的生长繁殖。

应用指南

治暑月吐泻，可用滑石（炒）100克，藿香12.5克，丁香1.5克。上药共研为末，每次服5～10克。

治霍乱吐泻，可用陈皮（去白）、藿香叶（去士）各100克。上药等分，每次取25克，以水400毫升，煎至280毫升，温服，不拘时候。

治伤寒头疼、喘咳、心腹冷痛，可用半夏、白术、陈皮（去白）、厚朴（去粗皮，姜汁炙）、苦梗各100克，藿香150克，炙甘草125克，大腹皮、白芷、紫苏、茯苓（去皮）各50克。上药共研为细末，每次取10克，以水250毫升，姜3片，红枣1枚，同煎至175毫升，趁热服用。

注意事项

阴虚火旺、邪实便秘者禁服。

选 购要点
藿香以茎枝色绿、叶多、香气浓郁者为佳。

存 储方法
将藿香放在干燥容器内，密闭，置于阴凉干燥处保存。注意防潮。

家庭药膳

白术藿香粥

原料 白术、藿香（鲜品量加倍）各10克，大米100克，白糖适量。

做法 把白术、藿香择净，放到锅内，加水适量。浸泡5～10分钟，水煎取其汁，加入大米熬粥，粥熟时放白糖，再煮一二沸即成。每日1剂，连续3～5天。

功效 健脾化湿。适用于脾胃湿阻、胸脘痞闷、少食作呕、神疲体倦等。

第十二章　解表祛湿药

藿香饺

原料 嫩藿香叶 20 张，豆沙 250 克，鸡蛋 4 个，糯米粉 250 克。

做法 嫩藿香叶用凉开水洗净吹干表面水分，顺长对折包入豆沙，用剪刀修剪成半椭圆形。鸡蛋取蛋清抽打成蛋泡，加入糯米粉调成蛋泡糊。将藿香饺挂蛋泡糊放入四成热的油锅中炸熟即可。

功效 芳香化湿、解暑发表、和中止呕。适用于湿阻中焦、脘腹胀满、暑湿侵袭、呕吐等。

中药小故事

相传，有一位叫藿香的姑娘，其哥哥娶亲后一直在外从军，她与嫂子二人相依为命。一年夏天，嫂子因劳累中暑，突然病倒。藿香听说后山上有一种草药能治中暑，便进深山采药。谁知藿香不慎中了蛇毒，她带着采到的药进入家门就昏了过去。等乡亲们闻声赶来时，藿香已离开了人世。为了牢记小姑的救命之情，嫂子把这种有香味的药草称为"藿香"。久之，人们便在霍字头上加了一个"草"字头，写成了"藿香"。

茯苓——利水渗湿，健脾宁心

性味： 性平，味甘。

归经： 归心经、肺经、脾经、肾经。

别名： 茯菟、茯灵、茯蓉等。

用法用量： 9～15 克，煎服。

适用人群： 痰湿、脾虚者。

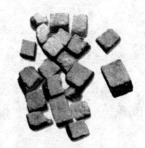

茯 苓是医家常用的中药，又是滋补食品。在《神农本草经》中，茯苓被列为上品，认为它可以"主胸胁逆气，心下结痛，口焦舌干，利小便，久服安魂养神，不饥延年"。梁代名医陶弘景称其能"通神而致灵，和魄而炼魂，利窍而益肌，厚肠而开心，调营而理胃"，因而称之为"上品仙药"。

传 统功用

茯苓有利水渗湿、健脾宁心的功效，主要用于水肿尿少、痰饮眩悸、脾虚食少、便溏泄泻、心神不安、惊悸失眠等。

中药新解

利尿、降压：茯苓富含钾元素，能促进人体内钠的排泄，进而有利尿、降低血压的功效。

预防消化道溃疡：茯苓能减少胃酸的分泌，对消化道溃疡病有预防的效果。

提高人体免疫力：近年药理研究还证明，茯苓中富含的茯苓多糖能增强人体免疫功能，可以提高人体的抗病能力，起到防病、延缓衰老的作用。

应用指南

治水肿，取茯苓15克，郁李仁（杵）7.5克，加生姜汁煎服。

治心下有痰饮、胸胁支满、目眩，取茯苓200克，桂枝，白术各150克，甘草100克。上四味，以水6000毫升，煮取3000毫升，每日分3次服。

治心虚梦泄、白浊，取白茯苓末10克，以米汤调下，每日服2次。

注意事项

❶ 服用茯苓时忌食米醋。

❷ 肾虚多尿、虚寒滑精、气虚下陷、津伤口干者慎服。

选 购要点

茯苓以体重坚实、外皮色棕褐、皮纹细、无裂隙、断面白色细腻、黏牙力强者为佳。

存 储方法

将茯苓置于干燥处保存，不能过于干燥或通风，以免失去黏性或发生裂隙。

家庭药膳

茯苓麦冬粥

原料 茯苓、麦冬各15克，粟米100克。

做法 粟米加水煮粥，二药水煎取浓汁，待米半熟时加入浓汁，一同煮至粥熟即可。

功效 本方以茯苓宁心安神，麦冬养阴清心，粟米除烦热。适用于心阴不足、心胸烦热、惊悸失眠、口干舌燥等症。

茯苓山药肚

原料 猪肚1只，茯苓、怀山药各200克，黄酒2匙，精盐、酱油适量。

做法 将猪肚整理干净；茯苓泡发，怀山药洗净，再将二者装入猪肚内，淋上黄酒，撒上适量精盐，扎紧口，入锅内加水慢炖4小时，至肚酥烂离火。将熟肚剖开，倒出茯苓、山药，冷却后烘干，研末装瓶。每次服用6～10克，每日服3次，以温开水送服。猪肚可切片蘸酱油食用。

功效 补肾益胃，健脾渗湿，平解虚热，降低血糖。适用于糖尿病患者，常食能使尿量逐渐减少，血糖渐趋正常。糖尿病治愈后，仍可用此方调养。

中药小故事

有一个名叫小玲的姑娘，患了严重的风湿病。一天，她的丈夫小伏进山为她采药，看见前面有只野兔，便拔箭射中了兔子的后腿。兔子带伤逃跑，小伏紧追不舍。突然，兔子不见了，小伏发现在一棵松树旁，一个球体上插着他的箭，这个球体表皮裂口处露出白色的东西。他把这种东西挖回家，做熟了给小玲吃。不久，小玲的风湿病便痊愈了。由于这种药是小玲和小伏发现的，人们就把它称为"茯苓"。

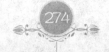
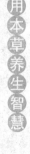

桑叶——疏散风热，清肝明目

性味：性寒，味甘、苦。

归经：归肺经、肝经。

别名：铁扇子、蚕叶、鸡桑叶等。

用法用量：6～10克，煎服。

适用人群：湿热者。

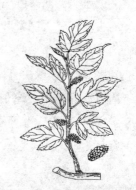

桑叶是蚕的"粮食"。早在三千多年前从商代出土的甲骨文上，就有了"桑"与"蚕"的字样，可见"桑"的历史悠久。桑叶味道可口，无副作用，我国古代养生家曾用桑叶代替茶叶作饮料，借以长葆青春。现在，在中医治疗中，桑叶作为改善糖尿病及其他多种疑难杂症的药物而使用。

传统功用

桑叶有疏散风热、清肺润燥、清肝明目的功效，常用于风热感冒、肺热燥咳、头晕头痛、目赤昏花等。

中药新解

降低血糖：桑叶所含的蜕皮甾酮有降低血糖的作用，可以促进葡萄糖转化为糖元。

降低血脂：药理研究表明，桑叶中含有脱皮固酮、牛膝固酮、谷甾醇、芸香苷以及多种氨基酸和维生素，能排出体内胆固醇，显著降低血脂。

改善便秘、腹胀：桑叶可使人体肠内外环境呈酸性，并改善便秘、腹胀等症状。

抗病原微生物：桑叶有抗病原微生物作用。桑叶煎剂在体外试验中对金黄色葡萄球菌、乙型溶血性链球菌、白喉杆菌和大肠杆菌等均有一定抑制作用。另外，还可杀灭钩端螺旋体。

应用指南

治糖尿病，取桑叶适量，泡茶饮用，每日数次。

治头发疏稀，用桑叶、麻叶煮淘米水洗头。

治少白头，用桑叶去梗茎，研细，黑芝麻1/2量，白糖适量调匀。每日早晚各服20克，以白开水送服。

治目赤涩痛，不论是高血压、糖尿病引起的各种眼底病变，还是近视及缺乏维生素A引起的两目干涩，均可用桑叶10～20克，开水冲泡，代茶饮用，每日1剂。

注意事项

① 桑叶不宜过量食用。

② 阳虚体质者慎用。

③ 风寒感冒、咳嗽痰稀白者不宜服用。

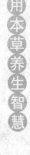

选 购要点
春季鲜桑以叶大而肥，色碧绿者为佳；冬桑叶以叶大而肥，色黄橙者为佳。

存 储方法
鲜品桑叶最好及时食用；干品可置于密闭容器内保存，注意防潮。

🍵 家庭药膳

桑叶粥

原料 桑叶10克，大米100克，白糖适量。

做法 将桑叶择净，放入锅中，加清水适量，水煎取汁，加大米煮粥，待熟时调入白糖，再煮一二沸即成，每日1～2剂，连服3～5天。

功效 疏风清热，清肝明目，清肺润燥。适用于外感风热、发热、头痛、

咳嗽、咽喉干痛、目赤肿痛、羞明多泪等。

鲜桑叶炖猪腱

原料 鲜桑叶5克，猪腱肉60克，蜜枣1粒，姜1片，精盐适量。

做法 清洗猪腱肉，切成大片；用水冲洗鲜桑叶。把所有材料放入炖盅内，猛火炖3小时，饮用时再加入精盐调味。每日分2～3次，温热服食。

功效 疏风清热，清肝明目。主治湿热等疾病。

中药小故事

　　很久以前，在药山东北面的深山老林里住着娘俩。儿子叫达木，非常孝顺。有一年，几场秋雨过后，母亲突然病倒了。她躺在炕上，头晕目眩，干咳不止。达木十分着急，他听说药山上青华观里有个老道能治不少病，便去求医问药。老道士给出了一个偏方，用霜打桑叶治疗达木母亲的病。达木回到家里，在自个家前台子的桑树上摘下霜打的叶子，精心地熬起药汤来。就这样，没过几天，他便把母亲的病治好了。

第十二章　解表祛湿药

 ## 紫苏——散寒解表，理气宽中

性味：性温，味辛。

归经：归脾经、肺经。

别名：赤苏、红苏、红紫苏等。

用法用量：6～10克，煎服。

适用人群：气郁、阳虚、痰湿者。

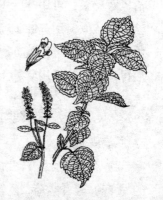

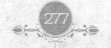

紫 苏为居家常用的调味食物。它入肺走表而发散风寒，又能走脾宽中，对外感风寒、内兼湿滞之证尤为适宜。紫苏入药分苏叶、苏梗两种，二者功能各有偏重。凡解表散寒宜选用苏叶，顺气安胎宜选用苏梗。《本草化义》中说："紫苏叶，为发生之物，辛温能散，气薄能通，味薄发泄，专解肌发表，疗伤风伤寒……凡属表证，放邪气出路之要药也。"

用好本草 疾病不扰

家用本草养生智慧

传 统功用

紫苏有散寒解表、理气宽中的功效，常用于风寒感冒、头痛、咳嗽、胸腹胀满等。

中药新解

解毒：紫苏有解毒的作用，可解鱼虾之毒，当鱼虾等因为存放不良等原因，导致人食用后中毒时，用紫苏叶泡水喝，就可解掉这些毒。

抑菌：紫苏的水煎剂具有解热、扩张皮肤血管、刺激汗腺分泌等效果，对于金黄色葡萄球菌、真菌有抑菌作用。

抗过敏：研究表明，紫苏叶中含有丰富的维生素 C、钾、铁等，还含有丰富的不饱和脂肪酸，具有缓和过敏性皮炎、花粉症等过敏反应的功效。

发汗：紫苏具有发汗功效，可用于治疗感冒风寒、恶寒、无汗，也可用于缓解脾胃气滞、胸闷、呕吐等症状。

应用指南

治风寒感冒，可用苏叶 15 克，葱须 3 个，或配生姜 7.5 克，以水煎服。

治风寒咳嗽，用苏叶 15 克，配杏仁 15 克，陈皮 7.5 克，以水煎服。

治喘咳多痰，可用紫苏、莱菔子各 15 克，白芥子 5 克，煎水代茶饮。

治胃寒呕吐，可用紫苏 15 克，生姜 25 克，藿香 10 克，以水煎服。

注意事项

❶ 温病者忌食。

❷ 紫苏有耗气之弊，气虚者慎用。

❸ 紫苏属芳香类药，入药时不宜久煎。

选 购要点

紫苏以粒大饱满、色黑、香气浓郁者为佳。

存 储方法

将紫苏晒干后用保鲜袋装好，置于冰箱内保存；或将紫苏放于阴凉干燥处，密封保存，注意防止香气散失。

家庭药膳

凉拌紫苏叶

原料 紫苏嫩叶300克，精盐、味精、酱油、麻油各适量。

做法 将紫苏叶洗净，入沸水锅内焯透，捞出洗净，挤干水分，切段放盘内，加入精盐、味精、酱油、麻油，拌匀即成。

功效 发表，散寒、理气。适用于感冒风寒、恶寒发热、咳嗽、气喘、胸腹胀满等病症，健康人食用亦能强身健体。

紫苏叶粥

原料 紫苏叶10克，大米100克。

做法 将大米煮为稀粥，鲜苏叶洗净，切细，待粥熟时调入粥中，再煮一二沸即成，每日1～2剂，连续2～3天。

功效 解表散寒，行气宽中。适用于外感风寒。

苏子汤团

原料 紫苏子300克，糯米粉1000克，白糖、猪油各适量。

做法 将紫苏子淘洗干净，沥干水，放入锅内炒熟，出锅凉凉研碎，放入猪油、白糖拌匀成馅。将糯米粉用沸水和匀，做成一个个粉团，包入馅即成生汤团，入沸水锅煮熟，出锅即成。

功效 宽中开胃，理气利肺。适用于咳喘痰多、胸隔满闷、食欲不佳、消化不良、便秘等病症。

一年，华佗带着徒弟在河边采药。忽然，一只水獭逮住了一条大鱼。水獭把大鱼连鳞带骨吞进肚里，肚皮撑得像鼓一样，看起来难受极了。水獭一会儿躺着不动，一会儿翻滚折腾，最后爬到一块草地上，吃了些紫草叶，便舒坦自如地游走了。于是，华佗发现了这种紫草的药效，并用它为百姓治病。因为这种药草是紫色的，吃到腹中很舒适。所以，华佗称其为"紫舒"，久而久之，人们就把它传为"紫苏"了。

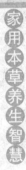

用好本草 疾病不扰

家用本草养生智慧

 # 防风——祛风解表，除湿止痛

性味：性微温，味甘、辛。

归经：归膀胱经、脾经、肝经。

别名：铜芸、回云、回草、山芹菜、白毛草等。

用法用量：5～10克，煎服。

适用人群：痰湿者。

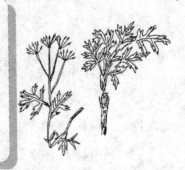

 防风，顾名思义，有"防风"作用。中医认为，防风性味辛、甘、微温，入膀胱、肝、脾经，有祛风解表、胜湿止痛、祛风解痉、祛风止痒之功。本品性缓质润，微温而不燥，味甘而不峻，辛散而窜，尤善祛风，为祛风解表要药。《本草正义》言其"通治一切风邪，为风病之主药"。《本草纲目》记载："防风，得葱白能行周身。"

传统功用

防风有祛风解表、除湿止痛、解痉、止痒的功效，主治外感风寒、头痛身痛、风湿痹痛、骨节酸痛、腹痛泄泻、肠风下血、破伤风、风疹瘙痒、疮疡初起等。

中药新解

解热：实验证明，防风对三联菌苗（百日咳、白喉、破伤风杆菌）引起的发热有显著的解热作用。

抗凝血：防风有明显的降低血浆黏度、延长凝血酶原时间和抗血小板聚集作用。

镇痛、镇静：防风对于中枢部位具有镇痛、镇静的作用。

抗菌、抗炎：防风对绿脓杆菌及金黄色葡萄球菌有一定的抗菌作用，另外，防风煎剂对溶血性链球菌及痢疾杆菌也有一定的抗菌作用。

应用指南

治盗汗，用防风 100 克，川芎 50 克，人参 25 克，共研为末。每次服 2.5 克，临睡时服。

治老人便秘，用防风、枳壳（麸炒）各 50 克，甘草 25 克，共研为末。每次服 10 克，饭前服，以开水送下。

治自汗不止，用防风，去掉芦头（即接近根部的叶柄残基），每次服 10 克，用浮麦煎汤送下。

注意事项

① 血虚痉急或头痛不因风邪者忌服。

② 防风与干姜、藜芦、白蔹、芫花相克。

选购要点

防风以根条粗壮、皮细而紧、无毛头、断面有棕色环、中心色淡黄者为好。

存储方法

将防风置于阴凉干燥处保存，注意防蛀。

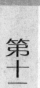

第十二章　解表祛湿药

防风粥

原料 防风10克，大米50克，葱白2根。

做法 将防风择洗干净，放入锅中，加清水适量，浸泡5～10分钟后，水煎取汁，加大米煮粥，待熟时调入葱白，再煮一二沸即成，每日1～2剂，连续3～5天。

功效 疏风解表，散寒止痛。适用于风寒感冒、畏风发热、自汗头痛、风湿痹痛、骨节酸痛等。

防风薏米粥

原料 防风20克，防己15克，粳米100克，薏米50克。

做法 防风、防己水煎取汁，加入粳米、薏米熬粥，分次食用。

功效 适用于风湿较盛、关节疼痛呈游走性、疼痛较剧者。

防风苏叶猪肉汤

原料 防风15克，紫苏叶10克，白藓皮15克，猪瘦肉30克，生姜5片。

做法 将前3味中药用干净纱布包裹和猪瘦肉、生姜一起煮汤，熟时去药包，饮汤吃猪瘦肉，每日1剂。

功效 祛风解表，除湿止痛。适用于慢性荨麻疹（风寒型）患者食用。

中药小故事

　　大禹治水成功后会盟诸侯，各诸侯纷纷赶到会稽山下，唯独防风氏没有赶到。原来，防风氏路上遇到洪水，为了救助灾民才失期后至。过了一天，防风氏终于赶到了，大禹以为他居功自傲，二话没说便斩杀了他。防风氏的鲜血顺着山坡流下，没多久，山野里就长出一种伞形羽状叶的小草。后来，当地乡民们发现这种草能治风寒病。为了纪念冤死的防风，人们就为这种草药取名叫"防风"。

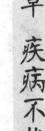

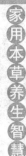

用好本草 疾病不扰

家用本草养生智慧

苍术——燥湿健脾，解表明目

性味： 性温，味辛、苦。

归经： 归脾经、胃经、肝经。

别名： 赤术、青术、仙术等。

用法用量： 3～9克，煎服。

适用人群： 脾湿、风湿者。

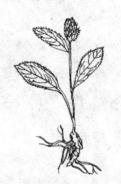

苍术，为菊科苍术属的植物，多年生直立草本，是最著名的野生中药材，是东北野生道地药材的代表，也是野生药材品种中用途最广、用量最大的品种之一。《本草通玄》记载："宽中发汗，其功胜于白术，补中除湿，其力不胜白术。大抵卑坚之土，宜以白术以培之，敦阜之土，宜于苍术以平之。"

传统功用

苍术可燥湿健脾、祛风湿、解表明目，主治湿阻脾胃、脘腹胀满、寒湿白带、湿温病以及湿热下注、脚膝肿痛、痿软无力、风湿痹痛、肢体关节疼痛、风寒表证、夜盲、眼目昏涩等。

中药新解

抗溃疡： 苍术可以抑制胃酸的分泌，增强胃黏膜保护作用，具有较强的抗溃疡的作用。

增强人体免疫力： 苍术能稳定人体内环境，提高机体免疫功能和抗病能力，达到兴奋、强壮、激发、提高人体机能的作用。

治疗糖尿病： 经现代药理研究，苍术能调节胰岛细胞功能，对糖尿病有

一定的治疗作用。

治感冒，可用苍术 50 克，细辛 10 克，侧柏叶 15 克。共研细末，每日 4 次，每次 7.5 克，以开水冲服，葱白为引，生吃。

治胃下垂，取茅苍术 20 克，泡茶饮用，每次适量，对胃下垂有效，且无伤阴之弊。

治湿疹，取苍术、黄芩、黄柏各 15 克，加水 1500 毫升，煎至 600～700 毫升，过滤。用药液洗患处，每日 1 次，重者 2 次，每次 20 分钟左右。

注意事项

① 阴虚内热、出血者禁服。

② 气虚多汗者慎服。

③ 苍术与胡荽、大蒜相克。

选 购要点

苍术以质地坚实，断面朱砂点多，香气浓者为佳。

存 储方法

将苍术储存于阴凉、干燥的地方。

家庭药膳

苍术粥

原料 苍术 10 克，大米 100 克，白糖适量。

做法 将苍术择净，放入锅中，加清水适量，水煎取汁，加大米煮粥，待熟时调入白糖，再煮一二沸即成，每日 1 剂。

功效 燥湿健脾，祛风除湿。适用于湿阻中焦所致的脘腹胀满，食欲不振、恶心呕吐、倦怠乏力、风寒湿痹、脚膝肿痛、痿软无力等。

苍术冬瓜祛湿汤

原料 苍术 15 克，泽泻 15 克，冬瓜 250 克，猪瘦肉 500 克，姜片、精盐、

鸡精各适量。

做法 苍术、泽泻洗净；冬瓜洗净，切块；猪瘦肉洗净、切块，锅内烧水，水开后放入猪瘦肉，焯去血水。将苍术、泽泻、冬瓜、猪瘦肉、姜片一起放入煲内，加入适量清水，大火煲沸后，用小火煲1小时，调味即可。

功效 健脾燥湿，散寒解表。对于治疗高血脂、糖尿病、脂肪肝、中风恢复期等均有明显疗效。

中药小故事

相传，宋代医学家许叔微在青年时代异常勤奋，每天攻读至深夜才上床入睡。不过，他有一个睡前饮酒的习惯，几年后，他便患了脾胃病，时时感到胃中辘辘作响，胁下疼痛，饮食减少。许叔微认真分析了自己的病情，认为自己的病主要由"湿阻胃"引起的。于是，他选用苍术一味为主药，用苍术粉1斤、红枣15枚，生麻油半两调合制成小丸，坚持每天服用数粒。几个月过后，他的怪病逐渐减轻，直至获得痊愈。

 # 葛根——解肌退热，发表透疹

性味：性平，味甘、辛。

归经：归脾经、胃经、肺经、膀胱经。

别名：粉葛、甘葛、干葛等。

用法用量：10～15克，煎服。

适用人群：湿热者。

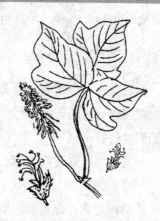

葛 根为豆科多年生落叶藤本植物野葛或甘葛藤的根，秋冬两季采挖，生用、煨用或研粉用。葛根的药用价值极高，素有"亚洲人参"之美誉，葛粉被称为"长寿粉"，在日本被誉为"皇室特供食品"。早在汉代张仲景的《伤寒论》中就有"葛根汤"这一著名方剂，至今仍是重要的解表方。

传 统功用

葛根有解肌退热、发表透疹、生津止渴、升阳止泻的功效，主治外感发热、头项强痛、麻疹初起、疹出不畅、温病口渴、消渴、泄泻、痢疾、高血压、冠心病等。

中药新解

扩张血管：葛根含有葛根黄酮，可以改善心肌代谢、微循环，扩张血管，减少血管阻力，增加血流量，能够预防和治疗心肌缺血、心肌梗死、心律失常、高血压和动脉硬化。

降血糖、降血脂：葛根中的葛根素能显著降低血糖、血脂、血清胆固醇和三酰甘油，对于糖尿病和高血脂有治疗作用。

益智作用：葛根可以治疗学习记忆障碍、老年性痴呆、智力障碍和记忆力差。

美容养颜：现代医学研究，葛根黄酮具有防癌抗癌和雌激素样作用，可促进女性丰胸、养颜，尤其对中年妇女和绝经期妇女养颜保健作用明显。

应用指南

治冠心病、心绞痛，取葛根60克，瓜蒌皮、瓜蒌仁各30克，郁金、泽兰、刘寄奴、延胡索各15克，当归、蒲黄（用纱布包煎）、灵芝各10克，以水煎服。每日1剂。

治偏头痛，取葛根30克，山楂15克，杜仲12克，五味子9克，以水煎服。每日1剂。

治感冒发热，取葛根、柴胡、黄芩各10克，生石膏15克，知母6克，水煎服。

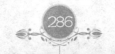

治疗房性、室性早搏，取葛根 60 克，瓜蒌仁、瓜蒌皮、郁金、泽兰各 15 克，珍珠母 30 克，刘寄奴、当归各 10 克，炙甘草 9 克，以水煎服。每日 1 剂，分早晚 2 次服。10 天为 1 个疗程，一般服用 3～5 个疗程。

注意事项

① 脾胃虚寒者慎用。

② 葛根不可和杏仁搭配食用。

选购要点

葛根以块肥大、质坚实、色白、粉性足、纤维性少者为佳；质松、色黄、无粉性、纤维性多者质次。

存储方法

将葛根置于通风阴凉处保存。

家庭药膳

葛根粥

原料 葛根 10 克，大米 100 克，白糖适量。

做法 将葛根择净，放入锅中，加清水适量，水煎取汁，加大米煮粥，待熟时调入白糖，再煮一二沸即成，或取葛粉适量，调入粥中煮熟服食，每日 1～2 剂，连续 3～5 天。

功效 发表解肌，解毒透疹，升阳止泄，生津止渴。适用于外感风热、头痛项强、麻疹初起、透发不畅、脾虚泄泻、热病津伤口渴及消渴等。

葛根粉粥

原料 葛粉 200 克，粟米 300 克。

做法 用清水浸粟米一晚，第二天沥干，与葛粉同拌均匀，按常法煮粥，粥成后酌加调味品。

功效 软滑适口，清香沁脾，营养机体，时举阳气。适用于防治心脑血管疾病，高血压、糖尿病、腹泻、痢疾患者宜常食之。

第十二章　解表祛湿药

　　传说，古时湘西某土司的女儿与一个汉族小伙子相爱。由于双方父母坚决反对，这对恋人相约遁入深山老林之中。入山不久，小伙子身染重疴，神志不清，面色赤红，疙瘩遍身。姑娘急得失声痛哭，哭声惊动了一个仙须鹤发的道士，马上给小伙子服用一种仙草根，不多久小伙子便痊愈了。后来他们才知道，这种仙草叫葛根。长期服食后，二人都身轻体健、皮肤细腻、容颜不老，双双活过百岁，被人传为美谈。

用好本草　疾病不扰

家用本草养生智慧

柴胡——和解退热，疏肝解郁

性味：性微寒，味苦。

归经：归肝经、胆经。

别名：地熏、茈胡、山菜、茹草、柴草等。

用法用量：3～9克，煎服。

适用人群：气郁者。

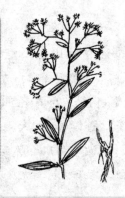

　　柴胡为伞形科多年生草本植物柴胡（北柴胡）和狭叶柴胡（南柴胡）的根。中医认为，柴胡一药，具有轻清升散，又能疏泄的特点。既能透表退热、疏肝解郁，又可用于升举阳气。因此，它在临床上是一味既可用于实证又可用于虚证的药物。《本草纲目》言其"治阳气下陷，平肝胆三焦包络相火"。

传 统功用

柴胡有和解退热、疏肝解郁的功效，常用于感冒发热、寒热往来、胸胁胀痛、月经不调、子宫脱垂、脱肛等。

中药新解

清热解毒：柴胡中的有效成分丁香酚、柴胡皂苷能起到解热的作用，有降低体温、缓解发热的功效。

杀菌消毒：柴胡中的皂苷能对很多炎症起到较好的治疗作用。

促进免疫功能：柴胡中的柴胡多糖能杀灭某些细胞，起到促进提高免疫力的作用。

抗辐射：研究表明，柴胡中的某些物质对辐射有很好的抵御功效。

应用指南

治外感风寒、发热恶寒、头疼身痛，取柴胡5～15克，防风5克，陈皮7.5克，芍药10克，甘草5克，生姜3～5片，以水煎服。

治胁肋疼痛，取柴胡10克，川芎、枳壳（麸炒）、芍药各7.5克，甘草（炙）0.5克，香附7.5克，以水煎服。食前服用。

治头痛体疼、口干烦渴，取石膏、黄芩、甘草、赤芍药、葛根各50克，麻黄（去节）、柴胡（去苗）各25克，上捣罗为散，以水煎服，不拘时候，汗出为效。

治疟疾、腹胀，取柴胡、半夏、厚朴、陈皮各10克，以水煎服，不拘时候。

注意事项

① 气机上逆者慎用。

② 肝阳上亢、肝风内动、阴虚火旺者忌用。

选 购要点

柴胡以根条粗长、皮细、支根少者为佳。

存 储方法

将柴胡置于阴凉干燥处密封保存，注意防蛀防霉。

柴胡粥

原料 柴胡 10 克，大米 100 克，白糖适量。

做法 将柴胡择净，放入锅中，加清水适量，水煎取汁，加大米煮粥，待熟时调入白糖，再煮一二沸即成，每日 1～2 剂，连续 3～5 天。

功效 和解退热，疏肝解郁，升举阳气。适用于外感发热、少阳寒热往来、肝郁气滞所致的胸胁乳房胀痛、月经不调、痛经、脏器下垂等。

柴胡炖牛肉

原料 柴胡 15 克，牛肉 100 克，精盐适量。

做法 将牛肉洗净，切块。将柴胡洗净，与牛肉同放入砂锅，加水适量，文火煎 30 分钟，加适量精盐调味即可。

功效 疏肝理气，补血调经。

柴胡青叶粥

原料 大青叶 15 克，柴胡 15 克，粳米 30 克，白糖适量。

做法 先把大青叶、柴胡加水 1500 毫升，煎至约 1000 毫升时，去渣取汁，入粳米煮粥，待粥将成时，入白糖调味。早晚分食，每日 1 剂，可连服数日。

功效 健脾和胃，和解表里，清泻肝火。适用于带状疱疹有疗效。

中药小故事

从前，一地主家有两个长工，一人姓柴，一人姓胡。有一天胡姓长工病了，地主便把他赶出家门，柴姓长工见状很生气，也随之出走。二人逃入一山中，又冷又饿，便寻找一些野草野菜充饥。不久，胡姓长工就病倒了。有一次，柴姓长工无意中发现有一种草的根，吃下身体非常舒服。于是，他认定这种草有治病的功效。柴姓长工拔下一些，让胡姓长工咀嚼食用，不久，胡姓长工的病居然好了。此后，二人便用此草为百姓治病，并为此草起名为"柴胡"。

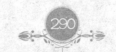

白芷——散风除湿，通窍止痛

性味：性温，味辛。

归经：归胃经、大肠经、肺经。

别名：杭白芷、香白芷、川白芷等。

用法用量：3～9克，煎服。

适用人群：痰湿者。

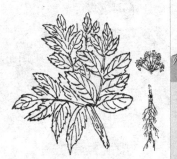

白芷为伞形科植物兴安白芷或川白芷和杭白芷的根，主产于浙江、四川等地。本品辛香温散、升浮透达，为散风寒而解表，开头窍而止痛之良药。《本草纲目》言其"治鼻渊鼻衄，齿痛，眉棱骨痛"。《本草求真》言其"气温力厚，通窍行表，为足阳明经祛风湿主药，故能治阳明一切头面诸疾"。

传统功用

白芷有散风除湿、通窍止痛、消肿排脓的功效，常用于感冒头痛、眉棱骨痛、鼻塞、鼻渊、牙痛、白带、疮疡肿痛等。

中药新解

治疗乳腺结块：现代药理研究证明白芷还具有消炎、解热镇痛、活络散结的作用，与其他中药结合可用于治疗乳腺结块等。

美容养颜：白芷能改善局部血液循环，消除色素在组织中的过度堆积，促进皮肤细胞新陈代谢，进而达到美容的作用。

杀菌：白芷水煎剂对大肠杆菌、采氏痢疾杆菌、伤寒杆菌、副伤寒杆菌、绿脓杆菌、变形杆菌、霍乱弧菌、人体结核杆菌等有抑制作用。

第十二章　解表祛湿药

促进脂肪分解：白芷可以抑制胰岛素诱导的由葡萄糖转化为脂肪的作用，而发挥间接促进脂肪分解和抑制脂肪合成的作用。

应用指南

治痔疮，取白芷60克，紫草15克，苦参、滑石、黄柏各30克，水煎熏洗，每日2次，每次40分钟左右。

治卵巢囊肿，取白芷30克，白花蛇舌草、蒲公英各20克，浙贝母、莪术各15克，大青叶10克，上药以水煎服。

治疗跟骨骨刺，用白芷、白芥子、川芎以3：1：1的比例，研末，醋调成稠膏，外敷。

注意事项

阴虚血热者忌服。

选 购要点

白芷以独支、条粗壮、质硬、体重、粉性足、香气浓者为佳。

存 储方法

将白芷放置在阴凉避光的地方储存，也可以将白芷放置于冰箱的冷藏室保存，但是要注意密封，以免受潮。

家庭药膳

白芷粥

原料 白芷10克，大米100克。

做法 将白芷择净，放入锅中，加清水适量，浸泡5～10分钟后，水煎取汁，加大米煮为稀粥，每日1～2剂，连续2～3天。

功效 祛风解表，宣通鼻窍。适用于外感风寒所致的鼻塞、头痛、眉棱骨痛等。

白芷当归鲤鱼汤

原料 白芷15克，北芪12克，当归、杞子各8克，红枣4枚，鲤鱼1条，

用好本草 疾病不扰

家用本草养生智慧

生姜 3 片，精盐适量。

做法 各药材洗净，稍浸泡且红枣去核，鲤鱼宰洗净，去肠杂等，置油锅内慢火煎至微黄。全部材料一起放进瓦煲里，加入清水 2000 毫升，武火煲沸后，改为文火煲约 1 个半小时，调入适量精盐便可。

功效 通经活血，滋补肝肾，散风除湿，通窍止痛，消肿排脓。

中药小故事

传说，南方一富商的掌上明珠患有痛经，每逢行经即腹部剧痛，有时昏厥过去不省人事。为了治好千金之疾，富商携爱女赶往京都寻找名医。路至汴梁，适逢女儿经期，腹痛发作。正巧，一位采药的老翁路过，闻之，从药篓里取出白芷一束相赠，嘱咐富商以沸水洗净，水煎饮用。富翁将信将疑，就地泡制，几剂过后，爱女果然不再腹痛，来月行经也恢复了正常。从此，白芷一药便在庶民百姓中广为流传。

 # 桑寄生——利水除湿，补肝益肾

性味： 性平，味甘、苦。

归经： 归肝经、肾经。

别名： 寄生、桑上寄生、寄屑、寄生树、茑木等。

用法用量： 9～15 克，煎服。

适用人群： 痰湿者。

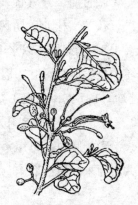

桑 寄生或桑上寄生，为桑寄生科常绿小灌木植物桑寄生和懈寄生的带叶茎枝。前者主产于我国广东、广西等地，后者主产于河北、辽宁、内蒙古、河南等地。桑寄生始载于《神农本草经》，被列为上品。桑寄生功效非凡，既能祛风湿，又能养血益肝肾、强筋骨。常与独活、秦艽、桂枝及杜仲、当归等药同用，如独活寄生汤。

传 统功用

桑寄生可补肝肾、强筋骨、祛风湿、安胎元，临床常用于风湿痹痛、腰膝酸软、筋骨无力、崩漏经多、妊娠漏血、胎动不安、高血压等病症。

中药新解

利尿：桑寄生中所含的扁蓄苷具有显著的利尿功效。

降低血压：桑寄生中的某些成分具有短效或长效的降低血压的作用。

治疗风湿：桑寄生可有效祛除风湿，故常用于肝肾不足、血虚失养所致的关节不利、筋骨痿软、腰膝酸痛。

提高免疫力：桑寄生可用于肿瘤治疗中，作为促进细胞分裂免疫刺激剂以控制和调整免疫系统。

应用指南

治腰背痛、肾气虚弱，可用独活 150 克，桑寄生、杜仲、牛膝、细辛、秦艽、茯苓、桂心、防风、芎䓖、人参、甘草、当归、芍药、干地黄各 100 克。上 15 味细挫，以水 10000 毫升，煮取 3000 毫升，每日分 3 次服用。

治妊娠遍身虚肿，取桑寄生、紫苏茎叶各 50 克，木香 25 克，桑根白皮（锉炒）1.5 克，大腹 3 克。上 5 味细锉如麻豆大，拌匀，每次取 15 克，以水 250 毫升，煎至 200 毫升左右，去滓温服。

治毒痢脓血，可用桑寄生 100 克，防风、大芎 12.5 克，炙甘草 15 克。上药共研为末。每次取 10 克，以水 250 毫升，煎至 200 毫升，和滓服。

注意事项

孕妇忌服。

家庭药膳

寄生五加酒

原料 桑寄生、五加皮、杜仲各50克，白酒500毫升。

做法 桑寄生、五加皮、杜仲用白酒浸泡。每次饮1～2小杯。

功效 本方以桑寄生和五加皮补肝肾、强筋骨、祛风湿，以杜仲补肝肾、强筋骨而止腰痛。适用于久患风湿、肝肾虚损、腰膝酸软、疼痛。

寄生粳米山药粥

原料 桑寄生30克，续断、杜仲、菟丝子各25克，糯米100克，山药50克。

做法 将糯米洗净，煮成粥；山药洗净，去皮，捣碎。将续断、杜仲、菟丝子、桑寄生一起加水煎，去渣取汁。将药汁倒入锅中，再下入糯米粥和山药共煮为粥。

功效 提高大脑的生理功能，增强记忆力。

桑寄生茶

原料 桑寄生（干品）15克。

做法 取桑寄生干品15克，煎煮15分钟后饮用，每天早晚各1次。

功效 祛风益肝，强筋安胎。

寄生杜仲蛋

原料 桑寄生、杜仲各10克，阿胶5克，鸡蛋2个。

做法 桑寄生、杜仲加水煎取浓汁，阿胶溶化；鸡蛋敲破，倾入碗中，加入前药，搅匀，蒸熟食。

第十二章 解表祛湿药

功效 本方以桑寄生、杜仲补肝肾、安胎，阿胶养血止血，用于妊娠下血、胎动不安或习惯性流产。

中药小故事

　　相传，有一位叫姬生的农夫，因受风寒所袭，晚年常感腰腿疼痛，几乎丧失了劳动力。一日，他栖身于许多藤条缠绕的桑树之间，一觉醒来，只觉得周身汗出，肢节舒展，多年的腰腿疼痛明显减轻了。以后，他每于劳作后都躺在这些乱藤上休息。久而久之，他的腰腿疼痛痊愈了。此事很快在乡邻里传开，人们为了纪念它的发现者，就把这种藤条称为"姬生"。又因这种藤条大多寄生于桑树上，后人又称其为"桑寄生"。

用好本草 疾病不扰

家用本草养生智慧

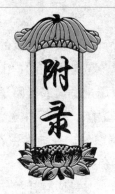

附

附
录

不同人群用药宜忌

老年人用药宜忌

这里所说的老年人，通常指的是 60 岁以上的人群。进入老年，从外观到内在生理代谢、器官功能都有相应变化。外观形态的变化一目了然，如须发渐白、稀疏等。生理代谢、器官功能的变化主要体现在：胃酸分泌不足，各种消化酶活性下降，影响对食物的水解及消化；心肌细胞功能减退，心率减慢，心输出量减少，血管硬化；肾功能也随着年龄而日益减退，同量药物后血药浓度较青壮年高，药物代谢时间也见延长；等等。

生地：生地养阴生津、凉血，符合老年人阴易伤的特点。

阿胶：老年人的脾胃虚弱，阿胶滋腻不易消化，易引起消化系统问题，甚至可导致瘀血。

当归：为血中圣药，补血又活血。可用当归煲汤，常喝对身体有益处。

朱砂：为硫化物类矿物，有毒，为重镇安神药，肝功能不全的老年人不宜服用。

枸杞子：枸杞子补肾益精、养肝明目、补血安神、生津止渴、润肺止咳，非常符合老年人的生理变化。

冰片：冰片芳香开窍、药性走窜，易伤津耗气，且刺激消化道黏膜。老年人脾胃虚弱，不宜服用。

儿童用药宜忌

茯苓：茯苓健脾，含有大量人体极易吸收的多糖物质，能增强人体免疫功能，儿童服用可用促进食欲，起到健脾的作用。

黄连：黄连大苦大寒，服用量过大或时间过久易伤脾胃，婴幼儿脏器娇嫩，此类药性过猛药物需谨慎选择。

山药：山药含有大量的蛋白质，各种维生素和有益的微量元素、糖类，能增强人体免疫力。儿童服用有益生长和发育。

人参：虽然人参为滋补药，对身体有补益作用，但儿童更适合用饮食调理身体，不可滥用滋补药，否则易伤及其脏腑气机。

薏米：薏米有利水消肿、健脾祛湿、舒筋除痹、清热排脓等功效，儿童常食能提高消化系统的功能。

夏枯草：夏枯草含有鞣质、生物碱、挥发性油等成分，会加重婴幼儿的肝脏负担，损害其肝功能。

女性经期用药宜忌

芡实：芡实有固肾涩精、补脾止泻、利水渗湿的作用，经期服用有利于月经顺利排出。

当归：当归有活血作用，会扩张血管，经期使用会造成月经量过多或经期延长。

红枣：红枣有补中益气、养血安神的功效，还能改善经期的烦躁情绪，女性在经期服用十分适宜。

冰片：冰片辛散、芳香走窜，会影响经期出血，妨碍子宫内膜修复。

孕产哺乳期用药宜忌

枸杞子：枸杞子滋阴，含有丰富的枸杞多糖和其他营养物质，对孕期贫血疗效很好。

红花：红花有很强的活血化瘀作用，孕早期服用有引起流产的危险。

银耳：银耳性平，味甘，有很高的营养价值，对孕妇身体有很好的滋补作用。

大黄：大黄通过刺激肠道，会反射性地引起子宫强烈收缩，可导致流产、早产。

中药与常见食物相克表

药名	食物
巴豆	芦笋、冷水
白果	白鳝
白术	青鱼、桃、李、白菜、香菜、大蒜
半夏	羊肉、饴糖
薄荷	鳖肉
补骨脂	猪血、油菜
菖蒲	羊肉、饴糖
常山	生葱、莴笋
丹皮	蒜、香菜
丹参	食醋、酸物、牛奶、黄豆及动物肝脏
当归	湿面
地黄	萝卜、葱、蒜
茯苓	醋、酸物
附子	豆豉
甘草	猪肉、白菜、海带
何首乌	葱、蒜、萝卜
厚朴	豆类、鲫鱼
黄连	猪肉、冷水
桔梗	猪肉
荆芥	河豚、蟹
龙骨	鲤鱼
麦冬	鲤鱼、鲫鱼
牛膝	牛肉
人参	萝卜、龟肉

附 录

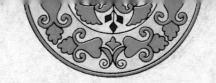

威灵仙	茶、面汤
乌梅	猪肉
吴茱萸	猪肝
细辛	莴笋
仙茅	牛肉、牛奶
郁金	丁香
紫苏	鲤鱼

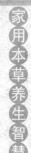

用好本草 疾病不扰

家用本草养生智慧